DE

LA CHOLÉCYST

(ABLATION DE LA VÉSICULE

Par le Dr F. CALOT

AIDE D'ANATOMIE A LA FACULTÉ DE MÉDECINE
ANCIEN INTERNE DES HOPITAUX DE PARIS
MEMBRE CORRESPONDANT DE LA SOCIÉTÉ ANATOMIQUE

PARIS

G. STEINHEIL, ÉDITEUR

2, rue Casimir-Delavigne, 2

1891

DE

LA CHOLÉCYSTECTOMIE

(ABLATION DE LA VÉSICULE BILIAIRE)

DE

LA CHOLÉCYSTECTOMIE

(ABLATION DE LA VÉSICULE BILIAIRE)

Par le Dr F. CALOT

AIDE D'ANATOMIE A LA FACULTÉ DE MÉDECINE
ANCIEN INTERNE DES HOPITAUX DE PARIS
MEMBRE CORRESPONDANT DE LA SOCIÉTÉ ANATOMIQUE

PARIS

G. STEINHEIL, ÉDITEUR

2, rue Casimir-Delavigne, 2

1891

A la première page de ma thèse inaugurale, je veux inscrire le nom de mes maîtres :

Le professeur Tillaux : après avoir guidé mes premiers pas au début de mes études chirurgicales, il veut bien accepter la présidence de cette thèse;

M. Lucas Championnière, qui m'a familiarisé avec l'application rigoureuse et minutieuse des règles de l'antisepsie;

M. Peyrot, si habile dans la science du diagnostic;

M. Berger, le maître instruit et bienveillant, qui m'a témoigné dans maintes circonstances le plus vif intérêt, et à qui je garde une bonne part dans mon affection;

M. Fernet, le savant clinicien, héritier des traditions de Gueneau de Mussy et de Lasègue, qui a été également pour moi plus et mieux qu'un maître, un conseiller et un ami;

M. Terrier : j'ai eu l'honneur si envié de terminer mon internat chez ce maître; son enseignement et ses rudes conseils laisseront une trace profonde dans mon esprit.

Mais je veux rendre hommage non seulement à l'immense talent de ces maîtres vénérés, mais encore à l'élévation de leur caractère, à la générosité de leur cœur, à la haute idée qu'ils ont de leurs devoirs professionnels.

Je leur demande de vouloir bien toujours me considérer comme leur élève : je garde bien vivant dans mon cœur le souvenir de leur bienveillante affection, et je ne saurai trop les remercier de leur enseignement si savant et des exemples si élevés qu'ils m'ont donnés.

A côté d'eux, il est d'autres maîtres que je veux nommer, pour les remercier de la bienveillance qu'ils m'ont témoignée, soit à l'école pratique, soit dans les hôpitaux : MM. Périer, Richelot, Jalaguier, Brun, Quénu, Chantemesse, Gilbert, Nelaton, Hennequin, Gérard-Marchant, Michaux, Chaput, Picqué, Routier, Walther, Broca.

Pendant les cinq années que j'ai passées à l'École Pratique, d'abord comme élève, puis comme aide d'anatomie, je n'ai eu qu'à me louer de la bienveillance du professeur Farabeuf, et du Dr Poirier, chef des travaux : je les prie d'agréer ici l'expression de ma reconnaissance.

INTRODUCTION

« Il y a bon nombre de maladies, disait en 1888, dans sa leçon d'ouverture, M. le professeur Bouchard, qui de médicales deviennent chirurgicales, c'est-à-dire des maladies que le traitement général ne guérit pas, et qui guérissent avec le traitement local ; des maladies qui résistent au médecin, et qui cèdent devant le chirurgien. Ainsi le départ des maladies entre la médecine et la chirurgie, tel qu'on le comprenait autrefois, subit une modification profonde. La chirurgie n'avait à soigner autrefois que les traumatismes et les maladies extérieures ou superficielles. Il y a longtemps qu'un barbier hardi s'est emparé de la vessie. La chirurgie ne s'occupait des viscères que lorsqu'une hernie les rendait superficiels : aujourd'hui elle va les saisir dans la profondeur des cavités.

« Son domaine s'étend parce que l'antisepsie a presque supprimé les limites de son action, parce qu'elle arrive à porter partout le remède sur le siège du mal. Tout ce qu'il devient possible de traiter localement devient chirurgical. »

Il en est ainsi des maladies de la vésicule biliaire. Un Français — J. L. Petit (49) — avait compris que lorsque la médecine était impuissante, et ce fait est malheureusement trop fréquent, le chirurgien doit intervenir; et qu'il le peut avec succès : il inventa la cholécystotomie.

Mais J. L. Petit venait un siècle trop tôt. Le péritoine était toujours l'ennemi, et la cholécystotomie devait forcément rentrer dans l'oubli, pour n'en sortir que le jour où l'antisepsie a fait de l'ouverture de l'abdomen une opération à peu près inoffensive.

Du moment où la sécurité fut assurée au chirurgien, où la mortalité opératoire dans les laparotomies devint à peu près nulle, on examina plus en détail les diverses opérations que l'on pouvait pratiquer sur la vésicule.

La cholécystotomie, qui était restée à peu près la seule opération préconisée contre la lithiase biliaire, fut reconnue insuffisante, et ne satisfit plus les exigences toujours croissantes des chirurgiens.

Dirigée contre l'occlusion du cholédoque, elle supprimait les dangers immédiats de la stase biliaire en amenant la bile à l'extérieur. L'on voulut faire mieux en abouchant la vésicule elle-même dans l'intestin. Winivarter créa la cholécystentérostomie.

Dans la lithiase biliaire, et surtout dans les cas où la vésicule était remplie de calculs, la cholécystotomie débarrassait la vésicule, momentanément, des calculs qui y étaient accumulés ; mais elle laissait subsister une fistule biliaire parfois impossible à guérir ; elle ne remplissait même pas toujours l'indication immédiate, dégager la vésicule et les voies biliaires ; enfin et surtout elle ne s'adressait qu'à la lithiase dans le temps présent, elle n'était pas une opération pour l'avenir, elle laissait subsister la menace d'une récidive.

En 1882, Langenbuch (31) songea à supprimer complétement le lieu de formation des calculs, en supprimant la vésicule biliaire ; le 15 juillet 1882, il fit la première cholécystectomie.

Des protestations s'élevèrent bientôt de toutes parts, au nom de la physiologie et de la clinique, contre cette suppression brutale d'un viscère.

Aujourd'hui les faits sont assez nombreux pour qu'il soit permis de porter un jugement sur cette opération.

J'ai pu cette année en observer quatre fois l'application sur des malades de notre maître, M. Terrier, et, sur son conseil, j'ai songé à faire de cette question, toute d'actualité, le sujet de ma thèse inaugurale.

Répondre aux objections présentées par les adversaires de la cholécystectomie, démontrer qu'elle est physiologiquement permise, qu'elle est rationnelle et logique, établir ses indications, essayer de fixer et de régler son manuel opératoire, étudier loyalement, d'après les observations publiées, quels peuvent être les accidents et les suites de l'intervention, dans quelle mesure ils peuvent en assombrir le pronostic, donner à cette opération, dont l'avenir est si brillant, toute la sécurité désirable, afin de la faire accepter définitivement par tous les esprits libres et éclairés, auxquels seuls, je m'adresse, tel est le but que je me suis proposé.

CHAPITRE PREMIER

HISTOIRE CRITIQUE

I. Période d'expérimentation

Avant d'être pratiquée chez l'homme, l'ablation de la vésicule avait été déjà faite chez les animaux.

L'on s'accorde à rapporter au français Herlin les premières tentatives de ce genre.

J'ai cependant trouvé dans le tome II des « *Opera medica pratica et theorica* d'Etmüller (1670) (15) la citation suivante, qui témoigne que cette ablation avait déjà été pratiquée avec succès : « *Canibus folliculum felleum posse exscindi sine vitæ auts anitalis incommodo, notum* est : *sicut per litteras nuperrime communicatum mihi fuit ab amico, in Universitate Batavorum Lugdunensis quemdam medicinæ candidatum ante tres menses cani totum execuisse folliculum felleum et abdomen denuo consuisse qui ipse adhuc vivens omnes operationes perficiat sine omni incommodo. Sed moveo quod porus choledocus et reliqui fuerint adhuc salvi et integri.* »

Etmüller accompagne cette observation de la judicieuse réflexion suivante : « *Egregium experimentum quod adhuc potest dare occasionem meditandi ulterius de usu folliculi fellis* », livrant le fait à l'attention des physiologistes sans penser un seul instant, il est vrai, à y intéresser les chirurgiens.

D'ailleurs, personne autour de lui ne songe à répéter les expériences, encore moins à en transporter l'application dans le domaine de la chirurgie humaine.

J. L. Petit, écrivant quelques années plus tard sur l'intervention chirurgicale dans les maladies de la vésicule (49), ne fait même pas mention de l'observation d'Etmüller.

En tous cas, il est certain que les premières expérimentations sur la vésicule biliaire, et sur le traitement chirurgical, ont été faites par Herlin, en 1767 (18).

Herlin avait pour but de remédier à la situation misérable des malades atteints de lithiase biliaire. Le mémoire dans lequel il relate ses expériences est inséré dans le *Journal de médecine de Rouen* (1767).

J'en extrais ce passage :

« Les blessures de la vésicule sont toujours mortelles par l'effet de la bile épanchée sur le bas ventre, et les pierres qui naissent dans cette partie, qui s'engagent dans les conduits biliaires, et qui s'y accumulent, donnent lieu de trembler à ceux qui en sont atteints.

« Ces considérations auraient dû engager à faire des tentatives pour remédier à ces cas désespérés. On y a peu songé, on s'est contenté de regarder avec tous les auteurs les plaies de la vésicule comme sans ressources, l'attention ne s'est tournée que du côté des accidents qui annoncent les lésions de cette partie, l'art ne s'est enrichi que du pronostic, le grand objet n'a pas été rempli. »

Il pensait à guérir la lithiase biliaire par l'ablation de la vésicule.

Pour établir cette idée sur quelque base sérieuse, il eut recours à l'expérience : « Les meilleurs raisonnements, disait-il, devant s'effacer devant les faits. »

« J'ai pris un chat, écrit-il encore, après lui avoir fait une incision à l'abdomen, j'ai saisi la vésicule du fiel que j'ai liée. »

C'est bien là l'opération que Langenbuch a faite sur l'homme. Herlin est donc le précurseur de la cholécystectomie, il lui a manqué l'audace de l'appliquer à l'homme, ou plutôt la sécurité que donnaient au chirurgien allemand l'antisepsie et l'anesthésie.

Il faut arriver à l'année 1826 pour trouver un autre chirurgien — français également — qui s'occupe sérieusement de la cure radicale des coliques biliaires par suppression de la vésicule.

Campaignac, en effet, lut à l'Académie de médecine, en 1826 (4), un mémoire sur l'ablation de la vésicule biliaire, où il commence par établir, non plus seulement d'après l'expérimentation sur les animaux, mais encore par des considérations anatomo-pathologiques, que la vésicule peut être supprimée, sans que les malades accusent de troubles fonctionnels. « Quel est le médecin, dit-il, ayant quelque habitude des recherches cadavériques, qui n'a pas trouvé des oblitérations du col de la vésicule sur des sujets morts de maladies indépendantes de ces oblitérations? »

Et cependant telle est la force de l'habitude et des traditions ataviques, que Campaignac hésite encore à se rendre à l'évidence. « L'idée que la nature ne peut donner à l'homme des organes inutiles me tourmentait encore », dit-il, et il cherche un moyen de conserver en partie, au moins, les usages de la vésicule. « L'heureuse idée d'une ligature partielle me vint alors », dit-il, et bientôt après, sur un chien, il circonscrivait par un fil une portion de la vésicule, et excisait toute la partie située en dehors de la ligature.

Qu'il me soit permis de rapprocher de cette idée de Campaignac les quelques lignes suivantes que je trouve dans une note de M. Langenbuch (1890) :

« Une idée que je n'ai pas encore mise à exécution, mais que j'ai conçue il y a quelques années et exposée devant le Congrès de Chirurgie, est de libérer partiellement la vésicule, puis de l'ouvrir, et de serrer la partie libre de l'organe dans un fil solide, en formant une sorte d'anus, et de replacer la vésicule dans le ventre »; et, enthousiasmé, il s'écrie : « Voilà un procédé qui se rapproche de la cholécystotomie, et qu'on peut appeler idéal et vraiment sûr. »

Après avoir exposé le manuel opératoire de l'ablation de la vésicule, Campaignac cherche à établir les indications.

A la suite des lésions traumatiques de la vésicule, il signale les accidents de la lithiase biliaire.

« Quelle sera la conduite à tenir dans ce cas? dit-il. On pourra, je pense, extraire les calculs et faire ensuite une ligature partielle, ou, si l'on aime mieux, lier le canal cystique, de telle sorte que la bile ne parvenant plus dans la vésicule, le réservoir, à son tour, ne pourra plus désormais devenir le siège de nouvelles concrétions, et la guérison sera radicale. »

On voit par les citations que la question n'a pas fait un pas depuis Herlin. Mais Herlin et Campaignac ont démontré par des arguments sérieux que la cholécystectomie est une opération rationnelle, qu'elle est possible, et peut rendre d'immenses services. Cependant personne n'ose appliquer à la chirurgie humaine le résultat de ces travaux, personne n'ose supprimer un organe que l'on ne peut se défendre, malgré tout, par tradition, de juger indispensable.

L'on n'ose pas surtout s'attaquer au péritoine, qui est toujours le *noli me tangere* du chirurgien.

Mais l'antisepsie et l'anesthésie sont découvertes; elles reculent et suppriment pour ainsi dire les limites de l'action chirurgicale, suivant l'expression du professeur Bouchard, et dès ce moment, la question de l'intervention active dans les maladies des voies biliaires entre dans une nouvelle phase, elle quitte le domaine de l'expérimentation pour entrer dans celui de la chirurgie.

II. Période de création

En 1867, on ouvre la vésicule biliaire, par suite d'une erreur de diagnostic; mais Marion Sims fait une cholécystotomie en 1878, de propos délibéré : l'époque arrive où un chirurgien allemand, C. Langenbuch, fait la première cholécystectomie en 1882.

Assuré de l'impunité, s'appuyant sur les données de l'anatomie comparée et de la physiologie, Langenbuch crut pouvoir enlever la vésicule biliaire chez un calculeux, le 15 juillet 1882 (31).

Sa hardiesse fut couronnée de succès. Le malade guérit promptement de l'opération, et fut débarrassé complètement des douleurs atroces qui lui rendaient la vie insupportable.

Encouragé par ce résultat merveilleux, Langenbuch fait coup sur coup trois nouvelles ablations de la vésicule ; mais deux des opérés succombent aux suites de son intervention (32) (33).

III. Période de discussion

Des physiologistes et des cliniciens s'élevèrent aussitôt avec énergie contre cette opération, la critiquant au point de vue des suites opératoires immédiates et éloignées.

En Allemagne, Bardenheuer, par l'intermédiaire d'un de ses élèves, Michel Stauff (64), oppose la cholécystectomie à la cholécystotomie, qui devient une opération bénigne, surtout lorsqu'elle est faite d'après le procédé de Bardenheuer. Michel Stauff reproche surtout à la cholécystectomie sa difficulté, et prétend que la longueur des manœuvres opératoires est on ne peut plus favorable à la production des hémorrhagies et de l'infection. Enfin, il ajoute que la vésicule ne peut être enlevée sans danger.

En Angleterre, Lawson-Tait (65-66) s'élève avec une grande violence contre l'opération de Langenbuch, qu'il commence par trouver « *intrinsèquement absurde.* »

Après cette déclaration nette, il reproche à la cholécystectomie d'être illogique et inefficace, ce qui constitue le moindre de ses inconvénients, car la mortalité opératoire, dit-il, est considérable. Puis il ajoute, comme Bardenheuer, que la vésicule est indispensable à l'organisme.

Langenbuch alla à Bruxelles opérer un malade de M. Thiriar. Ce fut l'occasion pour M. Hyernaux (de Bruxelles) de porter la question devant l'Académie de médecine de Belgique (21).

La discussion fut violente des deux côtés, l'Académie se partagea en deux camps, mais la majorité des membres étant hostile à l'opération nouvelle, elle formula par la bouche du Dr Thiry les conclusions suivantes :

1° La vésicule biliaire est chargée de fonctions bien déterminées, indispensables à l'entretien de la santé.

2° La lithiase biliaire est indépendante de la vésicule.

3° L'existence des calculs intra-hépatiques nous démontre qu'après les opérations les mieux réussies, on a à redouter les récidives.

4° Le traitement de la lithiase biliaire est essentielle-
ment médical.

On le voit, les arguments que l'on oppose à la cholécystectomie peuvent se ramener à trois principaux.

Mais les adversaires de l'opération furent bientôt réduits au silence par les succès opératoires qui allaient
se multipliant d'année en année. Ils ne pouvaient plus
invoquer pour combattre la cholécystectomie que quelques cas malheureux qui en marquèrent les débuts.

Ils donnèrent alors une grande publicité au cas de
Dixon (13), où ils prétendaient trouver la preuve de
l'existence de calculs intra-hépatiques et de la menace
de récidive des accidents souvent terribles de la lithiase
biliaire, par oblitération secondaire du canal cholédoque. Ils cherchèrent à prouver que la guérison de la
lithiase biliaire à la suite de la cholécystectomie n'était
pas durable.

Langenbuch, de son côté, publiait de consciencieux
et courageux mémoires, où il s'attachait, avec la tranquillité d'âme que lui donnait une conviction profonde,
à défendre la légitimité de son opération. Il reprenait
un à un les arguments de ses adversaires et les réfutait
victorieusement.

Mais sa meilleure réponse était la publication de ses
observations, où il relatait de nombreuses cholécystectomies faites avec un plein succès. Il voyait accourir
auprès de lui beaucoup de calculeux qui venaient lui
demander le remède de leurs maux intolérables; c'est
ainsi que jusqu'en octobre 1890 (date de la dernière lettre
qu'il m'ait écrite), il a pu faire 28 cholécystectomies.

2

En outre, dans les pays voisins de l'Allemagne, de nombreux chirurgiens, frappés des succès brillants qu'obtenaient Langenbuch et ses imitateurs allemands, Crédé (8), Riedel-Jœna (53), etc., étudiaient et pratiquaient la nouvelle méthode. Thyriar en Belgique (69, 70), d'Antona (1) en Italie, Courvoisier (6, 7), Socin (62, 63), Kocher en Suisse (25), Ohage (44), Prœger (51) en Amérique, contribuaient par leurs succès et leurs observations à faire adopter définitivement la cholécystectomie à l'étranger.

Seule, l'Angleterre est restée réfractaire, peut-être à cause de l'influence qu'exerce Lawson-Tait sur la chirurgie anglaise.

Au delà de la Manche, la cholécystotomie, sous toutes les formes, est la seule opération pratiquée, peut-être parce qu'elle est la seule qui soit bien connue.

Pendant que la cholécystectomie se répandait ainsi sur le continent, quel était l'état de la question en France?

En 1885, Thiriar, qui se faisait l'apôtre de la nouvelle méthode, fit une communication et présenta une malade au premier Congrès français de chirurgie (69).

Sa communication ne fut pas très remarquée : elle ne souleva aucune objection, mais n'entraîna personne. Cependant l'année suivante, l'étude des tumeurs et calculs de la vésicule biliaire fut présentée au concours d'agrégation, comme sujet de thèse. Mais le sujet était trop vaste, et d'autre part, les cas d'intervention trop peu nombreux et trop peu connus en France pour qu'il fût possible de résoudre la question d'une façon définitive.

En 1888, Thiriar vint encore entretenir les membres

du Congrès de chirurgie, de l'extirpation de la vésicule biliaire; sa constance ne fut pas vaine : cette fois, il fit au moins un adepte.

« C'est dans ce Congrès, dit en effet M. Michaux, en écoutant la communication de M. Thiriar, que j'ai puisé la conviction profonde qui m'a guidé dans le choix et la pratique de cette opération : je considère comme un devoir de le rappeler. »

M. Michaux avait pratiqué la cholécystectomie pour guérir une fistule rebelle à tout traitement. « C'est la première opération de ce genre pratiquée en France, sauf erreur de ma part, écrivait M. Michaux à cette époque (39). » Je le croyais comme lui, lorsqu'en multipliant mes recherches bibliographiques, j'ai été surpris de trouver dans les cliniques de M. Péan, de l'année 1887 (47), la relation de deux cholécystectomies. Ces deux observations avaient passé complètement inaperçues, et M. Terrier, dans sa communication récente à l'Académie de médecine, n'en fait pas mention.

Au début de cette année, M. Michaux faisait une deuxième cholécystectomie, pour une fistule biliaire permanente, et comme le précédent, le résultat était excellent (40).

Enfin mon maître M. Terrier a fait trois cholécystectomies dont je donne les résultats. Toutes les opérations faites en France ont réussi : c'est d'un bon augure pour la cholécystectomie, dont l'adoption sera bientôt définitive, je l'espère bien.

CHAPITRE II

MANUEL OPÉRATOIRE

I. Quelques mots sur l'antisepsie préopératoire et opératoire.

Dans une communication faite récemment au Congrès de Limoges, M. Terrier déclarait qu'il avait pu mener à bien, avec la simple asepsie, les opérations les plus délicates, et en particulier la cholécystectomie. —

Cependant je crois que dans la chirurgie de la vésicule biliaire, comme on n'est jamais sûr qu'il n'existe pas un certain degré de cholécystite ou de péricystite, il est préférable de faire de l'antisepsie, tout au moins d'être prêt à en faire.

D'ailleurs, les précautions qu'il faut prendre sont en somme simples et faciles, et le chirurgien y réussira parfaitement, pouvu qu'il ne néglige aucun détail, quelque peu important qu'il paraisse.

Le malade a subi une préparation spéciale. Il est bon de lui faire absorber, dans les quelques jours qui précèdent l'opération, 4 ou 5 grammes de naphtol par jour, pour réaliser autant que possible l'asepsie intestinale.

La veille, ou l'avant-veille, il a pris un grand bain de propreté, et depuis la veille, à sa sortie du bain, un pansement antiseptique est appliqué sur la paroi abdominale soigneusement rasée et nettoyée.

Un aide immédiat suffit, comme pour la plupart des opérations abdominales. Il se placera à gauche du malade, à portée des éponges et des compresses; l'opérateur lui-même se chargera des instruments et des fils.

Au besoin, deux aides supplémentaires seront désignés pour le soin de passer les éponges et les instruments.

Aides et opérateurs ont évité, depuis la veille au moins, le contact de matières septiques. Ils ont procédé avec minutie à la toilette de leurs mains et de leurs bras complètement nus, et qu'ils ont soin de laver de temps en temps dans une solution de sublimé.

Les instruments, préalablement stérilisés, sont maintenus pendant toute la durée de l'opération dans un bain d'eau bouillie. Outre les instruments nécessaires à chaque opération, il faut avoir à sa disposition des tenettes, et de petits forceps de différents modèles pour retirer, s'il y a lieu, les calculs enclavés dans le canal cystique, un aspirateur Potain en vue d'une ponction éventuelle, enfin le thermocautère pour combattre au besoin l'hémorragie que produit quelquefois la libération de la vésicule.

Les éponges ont subi la préparation spéciale que chacun connaît. Les compresses dont doit se servir l'aide ou l'opérateur auront été stérilisées, et séjourneront dans une solution d'eau bouillie.

II. Description de l'opération

L'opération comprend plusieurs temps que je sépare dans ma description, pour mieux les étudier.

1er TEMPS. — INCISION DE LA PEAU ET DES PARTIES MOLLES

La forme de l'incision, sa longueur, la région même sur laquelle elle doit être faite, diffèrent avec les chirurgiens, et l'on peut dire qu'il y a presque autant d'incisions que d'opérations.

Cependant, à de légères variantes près, on peut ramener toutes les méthodes aux quatre suivantes ;

— 1° L'incision est parallèle à l'axe du corps et passe sur la région de la vésicule.

— 2° L'incision est également parallèle à l'axe du corps, et passe par la ligne blanche.

— 3° L'incision est transversale.

— 4° Méthode mixte, l'incision est en T ou simplement coudée.

1er procédé. — C'est celui de Terrier, Michaux, Kœberlé (26). L'incision est menée parallèlement au bord externe du muscle grand droit de l'abdomen, à droite, et s'étend du rebord costal à dix-douze centimètres au-dessous.

Le bord externe du muscle droit est déterminé à l'aide de la petite manœuvre suivante. Le malade étant couché, on le prie de s'asseoir dans son lit sans le secours des mains, cet effort produit aussitôt le relief du muscle droit qui s'accuse nettement, au moins du côté sain. Il est alors facile de prendre, du bord externe du muscle à la ligne blanche, la largeur du grand droit de l'abdomen, et cette largeur, reportée de l'autre côté de la ligne blanche, donne exactement la position du bord externe du muscle droit. Il est évident que dans le cas de distension notable de la vésicule, cette mensuration ne serait pas suffisamment exacte.

On peut encore, plus simplement, faire partir une ligne verticale du coude que décrit le cartilage de la neuvième côte. C'est sur lui que s'insèrent, en effet, les fibres les plus externes du muscle droit.

D'après les anatomistes, le fond de la vésicule répond au bord externe du muscle, au niveau de la neuvième côte (Tillaux, Luschka, Hyrtl), au-dessous du rebord carti lagineux de la neuvième côte (R ic h o t), au-dessous de ce rebord et près de l'extremité antérieure de la dixième côte (C r u v e il h i o r), à la partie moyenne du rebord des fausses côtes droites (S a p p e y.)

En présence des divergences des auteurs, j'ai voulu faire quelques recherches pour établir ce point si contesté.

Ces recherches ont porté sur quarante sujets de l'École Pratique.

On sait que les rapports de la vésicule et de la paroi abdominale varient avec le volume et la position du foie, c'est-à-dire avec l'âge et l'attitude du sujet.

J'ai voulu me mettre à l'abri de cette cause d'erreur. Pour cela, je n'ai fait mes recherches que sur des adultes dont le foie m'a paru normal. Les sujets étaient dans le décubitus horizontal, c'est-à-dire dans la position chirurgicale.

Il fallait rapporter les indications à un point de repère facile à trouver, invariable. Ce ne pouvait être les parties molles ni les masses musculaires. J'ai choisi les côtes.

Le long du rebord costal, du coude de la huitième côte, facile à reconnaître, jusqu'à l'extrémité antérieure de la onzième côte, j'ai disposé sept ou huit longues aiguilles verticales et parallèles, séparées par une intervalle d'un à deux centimètres.

Puis, sans rien déplacer, j'ai enlevé la paroi abdominale.

Trente-sept fois, l'aiguille, rasant l'extrémité antérieure

de la dixième côte, traversait le fond de la vésicule ou passait au niveau de l'échancrure correspondante du foie, la vésicule rétractée n'affleurant pas en ce cas le bord hépatique.

Deux fois seulement, l'aiguille qui traversait le fond de la vésicule rasait l'angle antérieur de la neuvième côte.

Enfin, sur un sujet, c'est une aiguille située en dehors, sur la ligne verticale mamelonnaire, qui traversait le fond de l'organe.

J'ai éliminé de mes recherches tous les sujets chez lesquels le foie était hypertrophié ou réduit dans ses dimensions : dans le premier cas, la vésicule est reportée vers la ligne médiane ; elle peut répondre à la ligne mamelonnaire ou même à un point situé en dehors. de cette ligne, dans le cas d'atrophie.

Le fond de la vésicule ne répond donc pas exactement au bord du muscle droit dont les fibres les plus externes s'insèrent sur le coude de la neuvième côte ; il est situé à un centimètre et demi ou deux en dehors de ce muscle.

C'est en ce point, à deux centimètres au dehors de cette dépression linéaire, appelée quelquefois ligne blanche latérale, que la vésicule vient faire saillie.

Il importe donc de bien se familiariser avec l'impression que donne la petite saillie de l'extrémité antérieure de la dixième côte.

La portion cartilagineuse de la dixième côte est rattachée à l'angle du neuvième cartilage par un petit ligament peu serré, qui permet aux deux parties qu'il réunit de jouer librement l'une sur l'autre.

On sait comment ce point de repère a été utilisé du côté gauche de l'abdomen pour la gastrostomie.

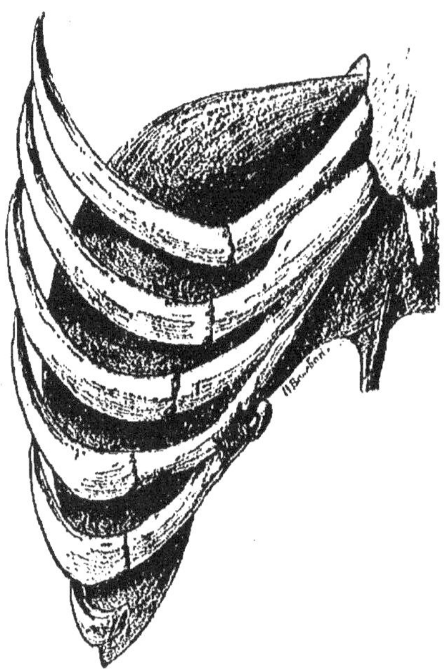

Figure I. — Situation de la vésicule biliaire.

On pourra l'utiliser à droite avec autant de profit pour la recherche de la vésicule biliaire, mais il importe de remarquer que le petit ligament en question ne répond pas à l'extrémité antérieure du cartilage, qui se trouve à un centimètre en dedans et à un centimètre plus bas.

C'est au niveau de ce point que se trouve précisément le fond de la vésicule biliaire (fig. I.)

Les recherches faites sur des individus normaux peu-

vent être appliquées à ceux qui sont justiciables de la
cholécystectomie, car dans la majorité des cas observés
et opérés jusqu'ici, le foie était parfaitement sain et
son volume était resté normal.

Cette incision n'intéresse que des nerfs et des vaisseaux
insignifiants, qui représentent la terminaison des vaisseaux et des nerfs intercostaux.

Cependant Kœberlé a rencontré dans un cas (26), à la
partie supérieure de la ligne opératoire, une branche
nerveuse assez considérable destinée au grand droit.
Kœberlé, l'ayant libérée, la fit relever par un écarteur
jusqu'à la fin de l'opération, vers la partie supérieure de
l'incision. Trois semaines après l'opération, qui avait été
faite pour des coliques hépatiques extrêmement pénibles, la malade fut prise de contracture du muscle droit,
et Kœberlé se reprocha de ne point avoir sectionné le
filet nerveux dénudé. Dans aucun cas, cette section
ne présente d'inconvénient.

Courvoisier raconte d'autre part qu'il a été obligé de
placer sur les parties molles jusqu'à huit ligatures; c'est
là un fait extrêmement rare; l'anatomie normale nous
apprend que les vaisseaux sont en ce point réduits à
un très petit calibre, et dans les divers cas que j'ai
observés, le pincement provisoire des lèvres de la peau
et des parties molles a suffi à assurer l'hémostase.

D'ailleurs, ce n'est pas là un des plus grands avantages de cette incision, et sous ce rapport, l'incision
médiane lui est même supérieure.

Les opérateurs qui se sont servis de ce procédé ont eu
surtout en vue d'arriver le plus directement possible

sur la vésicule biliaire, afin de pouvoir facilement, et l'explorer et la disséquer de ses adhérences, parfois si fermes. Ces manœuvres sont délicates et longues : il importe beaucoup, pour les faire, d'être placé commodément et d'éviter aux tissus souvent très altérés de la région, des tiraillements qui peuvent entraîner de graves conséquences.

Tels sont les avantages principaux de l'incision latérale.

Inconvénients. — Elle présente aussi des inconvénients sérieux. Les deux lèvres de l'incision sont résistantes et tendues, surtout pour la lèvre interne représentée par le relief du muscle droit; et il est très difficile de se donner assez de jour pour éclairer l'espèce d'infundibulum dans lequel vont porter les dernières manœuvres de l'opération. J'ai été souvent très frappé des difficultés dues à l'éclairage insuffisant que rencontrait l'opérateur au moment des manœuvres profondes.

Mais il est encore un fait d'une importance capitale à noter, c'est que les organes sur lesquels portent les derniers temps de l'opération, sont loin de se trouver dans le plan vertical antéro-postérieur de la vésicule.

Celle-ci se porte toujours obliquement vers la ligne médiane et dans certains cas elle est presque exactement transversale; sur la très grande majorité des sujets son axe forme avec le diamètre antéro-postérieur passant par le fond de la vésicule un angle de 45°.

Et l'on conçoit que le canal cystique qui continue sensiblement sa direction, et le cholédoque dont l'exploration est un des temps indispensables de l'opération, se trouvent reportés très loin de ce fond, sur la ligne médiane.

J'ai cherché à déterminer la situation exacte des canaux biliaires extra-hépatiques par rapport à un plan vertical antéro-postérieur passant par la ligne blanche.

Une seule fois, — mes recherches ont porté sur quarante sujets, — l'extrémité interne du canal cystique et la plus grande partie du cholédoque se trouvaient situés sur le plan vertical. L'on juge aisément des difficultés qu'il y aurait eu, dans ce cas, à aborder ces canaux par une incision externe.

Le fait est unique, il est vrai, et ce serait exagérer, je crois, que de prétendre avec M. Quénu (communication orale) qu'au point de vue opératoire les voies biliaires répondent à la ligne médiane. Dans tous les cas que nous avons notés, les canaux biliaires répondaient au tiers moyen de la ligne qui sépare le fond de la vésicule de la ligne blanche.

Cette distance mesure de onze à treize centimètres; c'est donc environ six à sept centimètres au dedans de la ligne opératoire et dans la profondeur, au fond d'une espèce d'infundibulum, que doivent se pratiquer les manœuvres les plus délicates de l'opération.

Si donc les manœuvres qui portent sur la vésicule elle-même, sont singulièrement facilitées par cette incision, l'exploration des canaux biliaires présente avec elle de réelles difficultés.

2° Procédé. — Incision verticale sur la ligne mé-

diane. (Périer (50), Broca.) — C'est l'incision classique pour toutes les laparotomies, mieux que toute autre elle met à l'abri des hémorragies et des éventrations consécutives. Cependant, il faut faire remarquer ici avec M. Terrier que l'éventration se produit non pas tant à cause de la direction de la ligne opératoire, qu'en raison de l'état antérieur des parois du ventre.

L'inconvénient très sérieux que présente l'incision latérale, à savoir les difficultés des manœuvres sur les canaux biliaires, n'existe plus au même degré.

Par contre, c'est la vésicule biliaire qui devient presque impossible à atteindre et à libérer si des attaches solides la fixent aux parties voisines. Que l'on veuille bien se rappeler que la distance qui sépare le fond de l'organe de la ligne blanche est de douze centimètres, et l'on en conviendra aisément.

3º Procédé. — *Incision transversale ou oblique.* — Frappé des difficultés que présente l'incision verticale, Deroubaix (de Bruxelles) a proposé en 1885 (21) une incision oblique presque transversale, analogue à celle qu'il employait depuis longtemps dans un grand nombre d'autres opérations. Suivant les cas, cette incision affecte la forme semi-lunaire ou la forme parabolique.

Il la fait partir de la ligne blanche à un pouce environ de l'appendice xiphoïde; elle traverse ensuite obliquement de haut en bas le muscle droit jusqu'à son bord externe, puis continue à descendre suivant une ligne courbe à concavité supérieure jusqu'à deux, trois ou même quatre pouces au besoin au-dessous du rebord supérieur du thorax, pour revenir enfin en arrière, toujours dans la même direction, jusqu'à un pouce de distance de la réunion de la ligne mamelonnaire avec le bord inférieur des côtes asternales.

L'ensemble de cette incision circonscrit un lambeau à convexité tournée en bas, que l'on peut facilement relever et rabattre sur la face externe de la poitrine.

Elle donne une grande liberté de mouvements à l'opérateur, soit au début, soit à la fin de l'opération, qu'il s'agisse de la vésicule ou des canaux biliaires, et éclaire suffisamment la face inférieure du foie. Cette incision paraît donc réunir des avantages sérieux; cependant, depuis que Deroubaix l'a proposée théoriquement à une séance de l'Académie de médecine de Belgique, elle n'a jamais été mise en pratique.

Elle me semble du reste passible des mêmes reproches que le procédé suivant :

4° *Procédé. Méthode mixte.* — La méthode mixte doit réunir, théoriquement tout au moins, les avantages des trois premiers procédés. C'est la méthode de Langenbuch.

Il pratique sur le bord externe du muscle droit une incision qu'il prolonge sur une étendue de douze à quinze centimètres environ.

De la partie supérieure de cette incision, qui répond à la vésicule biliaire, il fait partir une autre incision qui coupe le bord antérieur du foie, dont la situation a été préablement déterminée. Cette deuxième incision mesure comme la première de douze à quinze centimètres, et répond ainsi par son extrémité interne à la ligne médiane.

Cette incision ménage un champ très vaste qui permet d'arriver aisément sur la vésicule et sur les canaux excréteurs, elle donne en outre assez de lumière pour permettre de manœuvrer aisément dans l'infundibulum mentionné plus haut.

Aussi n'est-il pas étonnant qu'à la suite de Langenbuch la plupart des chirurgiens aient adopté cette méthode.

On peut cependant lui faire de graves reproches.

La section de la mammaire interne, la section transversale de la masse charnue du grand droit ont des inconvénients graves, et l'on n'est pas garanti contre une éventration consécutive à travers le muscle coupé. Cependant je ne présente ces objections qu'avec une certaine réserve, car dans ses observations, jamais Langenbuch n'a noté ces accidents.

Mais un inconvénient plus grave encore de l'incision de Langenbuch est de permettre aux intestins, par suite du moindre effort de vomissement ou de toux, de faire hernie au dehors pendant l'opération, ce qui augmente les chances d'infection, ou de shock traumatique.

Voilà, je crois, une des raisons qui militent le plus contre l'incision transversale, qui est cependant d'un usage assez répandu en Allemagne, puisque Billroth fait volontiers des laparotomies par une incision en H.

Pour moi, je serais tenté de m'en tenir à l'incision latérale, le long du bord externe du muscle droit, en la modifiant légèrement.

Si de l'extrémité supérieure de cette ligne on faisait partir une seconde incision transversale, celle-ci très courte, de quatre à six centimètres seulement, on échapperait aux difficultés qui s'attachent à l'incision externe; l'exploration des canaux biliaires deviendrait aussi facile que la libération de la vésicule biliaire et l'éclairage très satisfaisant. D'autre part cette incision modifiée ménage plus de la moitié des fibres du grand droit et n'a pas les inconvénients des incisions transversales.

Je ne m'attarderai pas à indiquer les diverses couches que le bistouri doit sectionner avant d'arriver sur la vésicule biliaire. Il est seulement nécessaire de recommander une grande prudence au chirurgien lorsqu'il arrive sur la vésicule, car celle-ci présente souvent avec la face profonde de la paroi des adhérences qu'il faut sectionner avec beaucoup de prudence, pour ne pas entamer la paroi de l'organe.

2me TEMPS. — RECHERCHE DE LA VÉSICULE ET

EXPLORATION DES CANAUX BILIAIRES

La recherche de la vésicule n'arrête pas beaucoup l'opérateur. Dans les cas justiciables de la cholécystectomie, elle vient en effet, presque toujours, faire une saillie plus ou moins notable au-dessous du bord antérieur du foie.

Mais la vésicule peut avoir un volume sensiblement normal; or chez les sujets dont le foie et la vésicule sont parfaitement sains, il est encore assez fréquent (onze fois sur quarante, d'après mes recherches), quoi qu'on en ait dit, de constater que la vésicule n'affleure pas le bord antérieur du foie et ne présente pas de connexions immédiates avec la paroi abdominale. L'on retrouve ici un vestige des dispositions observées chez certains animaux, chez le chien notamment.

Il est donc parfois nécessaire de soulever légèrement le bord antérieur du foie pour découvrir la vésicule.

Elle se trouve en effet, au niveau de l'extrémité antérieure du cartilage de la dixième côte.

Il est rare que la vésicule ait ses caractères extérieurs normaux ; elle est le plus souvent enveloppée d'une coque inflammatoire qui la rattache plus ou moins intimement aux organes voisins.

Avant de passer à la destruction de ces adhérences et au décollement de la face hépatique de la vésicule, il est nécessaire de procéder à l'exploration des canaux biliaires.

Car si l'obstruction du canal cystique par un calcul n'est pas une contre-indication à la cholécystectomie, il n'en est pas de même de l'oblitération du canal cholédoque.

Le canal cholédoque répond au tiers moyen de la ligne qui va de la vésicule biliaire à la ligne médiane.

Il contribue à former avec la veine porte et l'artère cystique le bord antérieur de l'hiatus de Winslow. Il suffit donc, pour faire l'exploration du canal cholédoque, de porter son doigt dans l'hiatus de Winslow, la pulpe dirigée en avant, et de chercher à reconnaître d'abord la veine porte, qui n'est séparée du doigt que par un mince feuillet séreux. En avant d'elle et un peu à droite se trouve le canal cholédoque. Celui-ci répond par son bord droit, d'une façon directe, au doigt explorateur.

Tandis que la veine porte donne la sensation d'un cordon moelleux comme les veines d'un varicocèle, le cholédoque se laisse sentir comme un cordon plat, plus résistant, plus petit; et s'il existe des calculs dans son intérieur, il devient possible de les percevoir, non pas seulement dès son origine, mais plus bas, et presque sur le bord supérieur du pancréas; d'explorer même ce dernier organe, recherche que l'on ne doit pas omettre, car l'on sait le rôle des tumeurs malignes de la tête du pancréas dans l'obstruction du cholédoque.

L'hiatus de Winslow est parfois obstrué en totalité ou en partie par des adhérences pathologiques. Dans ce cas, il faut explorer le cholédoque en suivant sa face antérieure.

Cet examen du cholédoque est de la plus haute importance, au point de vue de l'indication opératoire.

Dans un cas de Langenbuch, et très probablement aussi dans le cas de Dikson, un examen incomplet ne permit pas de reconnaître l'obstruction du cholédoque: les deux malades moururent avec tous les signes de l'intoxication cholémique.

La vésicule peut renfermer une certaine quantité de liquide. Il est nécessaire de la ponctionner, afin que pendant les manœuvres souvent pénibles de la libération des adhérences, la pression s'élevant subitement à l'intérieur de l'organe, ne fasse crever la paroi, presque toujours altérée.

On pratique la ponction sur le fond de la vésicule, on ferme ensuite la boutonnière à l'aide d'une pince à kyste, qui sert en même temps à fixer l'organe, et l'on procède alors beaucoup plus facilement et beaucoup plus sûrement à la destruction des adhérences.

3e Temps. Libération de la vésicule

Assez souvent la face inférieure de la poche est libre, et le chirurgien peut avec sa main en explorer les contours. Dans ce cas l'extirpation peut être menée très rapidement, car il n'aura à détruire que les adhérences normales de la face supérieure avec le foie, et la tâche sera facile.

Mais lorsqu'on se trouve en présence d'une tumeur ou d'une cholécystite ancienne, et c'est le cas le plus fréquent, l'existence d'adhérences pathologiques est la règle. La face inférieure, convexe, présente d'après les auteurs. des adhérences avec les organes les plus divers,

On l'a vue reposer à droite sur l'angle supérieur du côlon, et même sur le rein droit, à gauche, aller toucher l'estomac, vers son extrémité pylorique, ou bien encore basculer en avant et en bas, venir séparer le côlon transverse de la paroi abdominale, et se mettre en rapport avec les circonvolutions de l'intestin grêle.

On a même cité des cas de fistules pleurales, (R o t h) (58)

Mais en somme, ces cas sont rares ; sur presque tous nos sujets, nous avons trouvé la vésicule en rapport avec la face supérieure du côlon transverse, sur laquelle elle repose en appuyant légèrement en dedans sur l'angle des deux premières portions du duodénum.

Le procédé à l'aide duquel on vient à bout des adhérences intestinales diffère suivant les cas, et il est difficile de tracer à ce sujet des règles invariables.

Il faut éviter autant que possible, croyons-nous, d'avoir recours au bistouri et au thermocautère, à cause de la difficulté de stériliser d'une façon absolue le manche de celui-ci, et du danger qu'offre l'emploi du bistouri, si l'on ne procède avec une grande lenteur: je veux parler de l'hémorragie due à la section trop nette des vaisseaux de ces adhérences pathologiques.

Un chirurgien un peu familiarisé avec ces manœuvres arrivera presque toujours, en se servant du doigt, et, au besoin, de l'extrémité mousse des ciseaux fermés, à avoir raison des adhérences. Cependant, dans certains cas, elles sont si résistantes que l'emploi du bistouri est indispensable. Mais il ne faut avancer qu'avec une très grande prudence, pour éviter de blesser l'intestin, ce qui est toujours un accident sérieux.

Lorsque les adhérences de la vésicule sont par trop intimes, et surtout au niveau de l'intestin, il vaut mieux abandonner un petit lambeau de la paroi vésiculaire. On ferme avec une pince courbe ou une pince à kyste la boutonnière de la vésicule, et l'on s'occupe de la désinfection du petit fragment laissé adhérent. On gratte sa surface avec une curette, puis on lave avec du sublimé ou la solution phéniquée au 1/20; au besoin, on pourrait la toucher avec le thermocautère. La durée de ce temps est très variable, mais en général il est long et laborieux.

Il est en effet nécessaire de porter des pinces à pression sur les petits débris d'adhérences qui saignent souvent beaucoup, à une grande profondeur. Il faut être pourvu d'un outillage de pinces à longs manches de modèles variés : M. Terrier se sert de préférence des pinces de Kocher, avec lesquelles il peut aller serrer très profondément les plus petits lambeaux.

On laisse en place toutes les pinces, et l'on ne placera les fils qu'à la fin de l'opération.

Dès que la face inférieure de la vésicule est bien libérée, on procède au décollement de la face supérieure.

Il importe beaucoup d'éclairer la région dans laquelle on opère. Le bord antérieur du foie dérobe parfois à l'explorateur le fond de la vésicule, ou bien encore la face inférieure du foie présente une obliquité très accentuée de bas en haut, de telle sorte qu'il est nécessaire de faire basculer légèrement le bord antérieur de l'organe, petite manœuvre sans laquelle on opère à l'aveuglette lorsqu'on veut détacher la face supérieure de la vésicule.

Comment se fait cette séparation ? D'après Langenbuch, il faut détruire les adhérences normales ou pathologiques, qui lient la vésicule au foie, avec un bistouri très fin.

Les adhérences pathologiques sont en effet parfois si solides, qu'il est nécessaire de recourir au bistouri. Mais ici encore, autant que cela sera possible, il nous paraît préférable d'agir comme le fait M. Terrier, avec le doigt et la pointe des ciseaux, ou la sonde cannelée de Nelaton.

Cependant il est évident que l'opinion de Langenbuch, qui est très familier avec ces manœuvres, doit être prise en considération.

Mais je ne puis être de son avis lorsqu'il parle des adhérences normales. Les expériences que j'ai faites, soit sur le cadavre, soit sur des chiens et d'autres animaux (vivisections), ne nous laissent pas de doute à cet égard.

Une traction légère exercée sur l'organe a presque toujours suffi pour détacher très exactement la vésicule de son implantation su" le foie.

Au contraire, la dissection au bistouri ou aux ciseaux, quelque minutieuse qu'on la suppose, amène toujours des lacérations du foie ou de la paroi vésiculaire, et la séparation des deux organes n'est jamais aussi parfaite.

Nous avons supposé tout à l'heure le cas le plus ordinaire, où la vésicule repose directement par sa face supérieure sur le tissu hépatique. Mais l'on peut trouver entre les deux organes un véritable méso, d'une façon exception-.. lle, il est vrai, puisque sur mes quarante sujets, je ne l'ai trouvé que deux fois. Le pédicule tapissé par les deux lames séreuses mesure alors de deux à quatre centimètres.

Dans ce cas, il serait préférable de saisir le mésocyste avec une pince à ligament large, et de le traiter comme le pédicule d'un kyste de l'ovaire.

Ainsi donc, lorsqu'on procède par simple décollement, la substance hépatique n'est pas entamée ; elle est seulement dépouillée de la capsule sur une petite étendue qui représente la surface d'implantation de la vésicule; cette petite languette est triangulaire, et sa base, qui est

située en avant, mesure à peine trois ou quatre centimètres ; elle s'amincit ensuite régulièrement à mesure
que l'on se rapproche du sommet de la vésicule.

Ce procédé atténue beaucoup la gravité de l'hémorragie.

Si l'existence d'adhérences pathologiques, généralement très vasculaires, nécessite ordinairement quelques
ligatures, il n'en est pas de même lorsque, seules, des
adhérences normales rattachent la vésicule à la face
intérieure du foie. L'hémorragie, dans ce cas, comme
dans les plaies par arrachement, est nulle ou négligeable.
Dans trois cas personnels, où cependant on avait
constaté l'existence d'adhérences pathologiques, on a pu
se dispenser de toute ligature et même de l'emploi du
thermocautère.

La vésicule est maintenant complètement libérée : il
ne s'agit plus que d'aller lier le canal cystique.

4ᵉ TEMPS. — ISOLEMENT ET LIGATURE DU CANAL CYSTIQUE

On opère en ce moment à une très grande profondeur, et à peu près à égale distance du bord externe du
muscle droit et de la ligne blanche.

Si l'incision a été faite en dehors du muscle droit, le
rôle de l'aide est en ce moment très pénible. Mais l'incision modifiée proposée plus haut supprime ces difficultés, et laisse à l'opérateur une grande liberté de mouvements.

C'est bien de l'aveu de tous, malgré tout, le temps le
plus délicat de l'opération, en raison du petit espace

dans lequel on opère et des organes importants qu'on
est exposé à blesser. Il faut avancer avec une extrême
prudence, en tâtonnant : c'est là, a-t-on dit, qu'il faut
avoir l'anatomie au bout des doigts.

Nous ne croyons pas inutile de décrire ici les dispositions anatomiques de cette région délicate.

Le canal cholédoque forme le bord droit de l'épiploon gastro-hépatique, et le canal cystique continue à
peu près sa direction. Ces deux canaux réunis décrivent
une ligne courbe à concavité tournée à droite et en avant.

A l'union des deux canaux vient se brancher le canal
hépatique, qui forme ainsi, avec l'artère et le conduit
cystique, une espèce de triangle équilatéral.

Un dessin fera mieux saisir cette disposition qu'une
longue description (1).

Le triangle n'est pas exactement équilatéral, mais plutôt isocèle, les deux côtés supérieur et inférieur, repré-
sentés par l'artère et le conduit cystique, étant seuls
égaux, et un peu plus longs que la partie du canal hépatique qui entre dans la constitution du triangle.

L'artère hépatique est située en avant et en dedans du
canal hépatique. La branche droite de l'artère, la plus
volumineuse, entre assez souvent (1/3 des cas) dans la
formation du bord supérieur du triangle, pour une longueur de trois à quatre millimètres ; elle rampe ensuite
au-dessus de l'artère cystique, en suivant dans la première partie du trajet une disposition presque parallèle
à celle-ci, disposition qui est indiquée sur le dessin.

(1) Je dois ce dessin, ainsi que le précédent, à l'obligeance et à l'habile
crayon de M. Henri Bourbon, externe du service de M. Terrier.

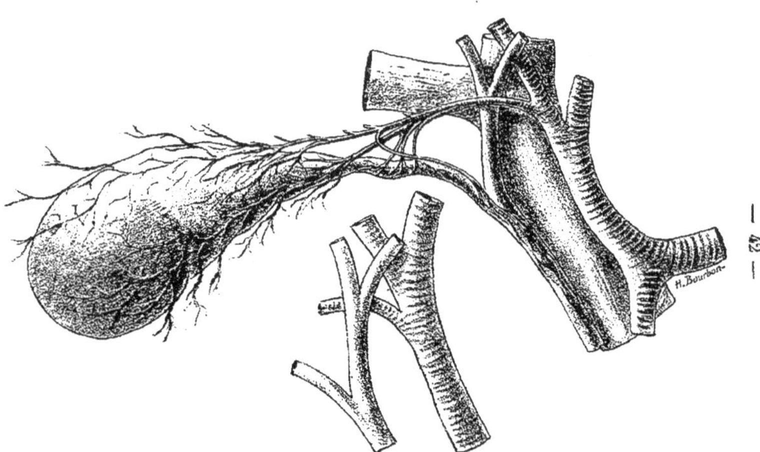

Figure 11. — Rapports du canal cystique avec les vaisseaux de la région.

L'on conçoit qu'il serait possible en **tirant fortement**
sur l'artère cystique pour en faire la ligature, d'amener
en même temps sur le fil la branche droite de l'hépatique, d'où atrophie du lobe droit du foie.

Comme le montre le dessin, l'opérateur n'a donc à sa
disposition qu'un espace de trois à quatre centimètres
carrés où il peut opérer sans crainte de blesser aucun
organe important. Mais il faut remarquer que tous les
vaisseaux de cette région, tant biliaires que sanguins,
sont enveloppés d'un réseau de gros nerfs du plexus
cœliaque qui embrouillent la région, au point qu'on ne
peut distinguer les canaux qu'au moyen d'une dissection
fine et à peu près complète.

On comprend qu'il est d'une importance extrême
d'isoler le canal cystique pour qu'on opère sur lui et
non pas sur autre chose. Qu'adviendrait-il, par exemple,
si l'on allait couper ou lier le canal cholédoque? Toute
issue étant fermée à la bile, la mort s'ensuivrait inévita-
blement; si l'on insérait dans la ligature le canal hépatique, le danger serait le même (¹).

L'on conçoit la possibilité de blesser la branche
droite de l'hépatique ; point n'est besoin d'insister sur
la gravité d'un pareil accident. La blessure de l'artère
cystique est presque impossible à éviter. Il suffit de
jeter les yeux sur notre dessin pour voir que c'est elle
qui va d'abord se présenter à l'opérateur, avant même
le canal cystique.

Lorsqu'on opère par simple décollement, tantôt l'ar-

______

(1) Cependant nous avons pratiqué sur deux chiens la ligature du canal
cholédoque sans amener la mort ni aucun trouble fonctionnel.

tère se rompt sous la traction, et l'hémostase se fait alors spontanément, tantôt elle s'applique exactement sur le conduit cystique, auquel cas elle sera comprise dans la ligature de ce dernier.

On voit donc toute la délicatesse de ces manœuvres. On ne saurait prendre trop de précautions pour manœuvrer sans crainte parmi des organes si importants, sans en léser aucun.

Est-ce à dire que l'on doive adopter la manœuvre proposée par Deroubaix (de Bruxelles)?

« L'aide qui a été placé à gauche, dit-il, et qui, jusque-là, a déprimé le côlon et le duodénum avec la face palmaire de la main gauche, retourne cette main de manière à en faire appuyer la face dorsale sur les mêmes organes. Il introduit ensuite l'extrémité du doigt indicateur de cette main dans l'hiatus de Winslow, porte légèrement en avant la pulpe de ce doigt, fait ainsi saillir le canal cystique, et facilite et assure l'action des instruments qui vont agir sur lui et autour de lui. »

Mais le rôle de l'aide nous paraît déjà suffisamment chargé, puisqu'il doit d'une main repousser en bloc la masse intestinale, qui a toujours tendance à faire irruption au dehors, et de l'autre main soulever le bord antérieur du foie pour donner à l'opérateur un jour suffisant. C'est précisément en faisant cette dernière manœuvre qu'il est le plus utile à l'opérateur : bien éclairé, celui-ci peut aller chercher et opérer les organes dans la profondeur.

Il n'est pas plus indispensable de se servir, suivant le

conseil de Deroubaix, d'une de ses aiguilles courbes à crochets excentriques et à pointe mousse.

On jette simplement, et par le procédé ordinaire, deux ligatures sur le canal cystique denudé : la première près du col de la vésicule, et la deuxième, un peu plus haut, après avoir refoulé la bile qui se trouve dans le canal.

On fait alors la section entre les deux ligatures, en insinuant au-dessous une éponge plate, pour recevoir les quelques gouttes de bile qui pourraient s'écouler. L'on s'est servi, pour faire la ligature profonde, d'un fil de soie très solide: Le catgut, outre qu'il est peut-être plus difficile à stériliser sûrement, se résorbe trop facilement.

La ligature du canal cystique dont il est difficile d'accoler exactement les deux parois, doit être faite avec soin. Peut-être, pour plus de sûreté, faudrait-il placer deux ligatures sur le moignon cystique, à une petite distance l'une de l'autre, comme M. Broca vient de le faire dans sa dernière cholécystectomie.

Deroubaix conseille, pour mieux affronter les lèvres, de retourner les parois du canal en dedans, et de fixer cette double paroi avec deux ou trois points de suture. Ce précepte me paraît un peu théorique : il me semble difficile de placer deux ou trois points de suture à une pareille profondeur, sur une surface de section qui a en moyenne trois millimètres de diamètre.

Les faits ont d'ailleurs démontré que cette précaution n'était pas nécessaire.

Avant d'abandonner le pédicule, il faut le désinfecter avec soin, surtout dans le cas de cholécystite.

On le touche avec une petite éponge trempée dans une solution de sublimé au 1/1000ᵉ ou d'eau phéniquée forte; on peut aussi cautériser la surface avec le thermo-cautère.

Mais le manuel opératoire présente des détails spéciaux, suivant qu'il s'agit d'une fistule, d'une collection liquide de la vésicule, ou d'accidents dépendant de la lithiase biliaire. Il faut envisager successivement les trois cas.

a). — Fistules. Les fistules persistantes sont consécutives à une cholécystotomie, ou à un phlegmon biliaire qui s'est ouvert spontanément au dehors.

La vésicule représente alors une tumeur oblongue, fixée à la peau par une extrémité effilée. Après avoir conduit l'incision au-dessus et au-dessous de la fistule, on va libérer la vésicule de ses adhérences à la paroi abdominale, en ayant soin d'enlever la petite bandelette correspondante de celle-ci par une incision circulaire passant à un centimètre des bords de la fistule. Cette petite bandelette est en effet presque toujours infectée.

Chez son premier malade, M. Michaux a sectionné entre deux ligatures le pédicule qui rattache la vésicule à la peau, et cautérisé le pédicule sous-cutané au thermocautère.

On détruit dans un deuxième temps les adhérences qui fixent la vésicule aux organes voisins.

Il est alors facile d'attirer presqu'entièrement la vésicule au dehors, de l'ouvrir très largement jusqu'à son sommet, afin d'étaler les deux parois, et de rendre possible l'examen du canal cystique par l'intérieur de la vésicule.

Si le canal cystique est parfaitement libre, ou oblitéré par l'adhérence cicatricielle de ses parois, on fait passer la ligature au niveau du sommet de la vésicule. Si son oblitération est due à la présence de calculs biliaires, on se conduit comme dans le troisième cas, que nous allons examiner.

La fixation du pédicule à la paroi de l'abdomen ne présente d'avantage que lorsqu'on ne fait pas de drainage. Elle peut exposer à des tiraillements. Elle n'est même pas toujours possible. Il est préférable, avec un drainage bien fait, d'abandonner ce pédicule dans l'abdomen après l'avoir soigneusement désinfecté.

b) Collection liquide. Lorsqu'on se trouve, après avoir fait l'incision de la paroi, en présence d'une tumeur liquide de la vésicule, il est nécessaire d'en évacuer le contenu par une ponction. Une pince spéciale ferme exactement la boutonnière créée par la ponction. Le chirurgien manœuvre avec plus de sécurité la vésicule affaissée sur elle-même, surtout pour la destruction des adhérences.

c) Calculs. La vésicule est bourrée de calculs biliaires. Dans ce cas, il faut faire à la vésicule une boutonnière assez large pour permettre l'introduction de deux ou trois doigts, avec lesquels l'opérateur va chercher les calculs, et les retire. La manœuvre est facile, lorsque les calculs sont dans la vésicule. Mais trop souvent le canal cystique renferme aussi des concrétions, quelquefois enchatonnées dans sa paroi. Il est alors très difficile de les dégager et de les extraire. Le doigt n'est pas suffisant. Il faut se servir des ciseaux mousses ou de la sonde cannelée, pour faire basculer le calcul. Les pinces de Richelot, de Museux, des ténettes, de petits forceps sont ici d'un grand secours, mais il peut arriver qu'au lieu de dégager les calculs, on les creuse à la partie centrale ; leur périphérie reste enchatonnée dans la paroi du canal.

Lorsque le calcul adhère moins intimement à la paroi, on peut espérer le déloger par des pressions digitales s'exerçant à la face externe du conduit, comme l'a fait M. Périer. Mais les choses ne se passent pas toujours aussi simplement.

Dans notre deuxième observation, deux doigts introduits dans la vésicule par une large boutonnière avaient facilement ramené les huit calculs qu'elle renfermait, mais, comme on l'avait prévu, la lumière du col se trouvait oblitérée par une grosse pierre enclavée dans la paroi. On cherche à la dégager avec le doigt, mais c'est peine perdue. La curette, les pinces de Museux, les pinces à griffes et même les pinces à disséquer sont employées sans résultat. L'enkystement du calcul et son extrême friabilité déjouent tous les efforts du chirurgien. Ce n'est qu'après plus d'une demi-heure d'efforts infructueux, avec les instruments les plus variés, que le calcul peut être extrait. Il avait le volume d'une grosse noisette.

On s'aperçoit alors qu'au-dessous de cette pierre s'en trouvait une autre, à l'entrée du canal cystique. Pour extraire ce deuxième calcul, on pratiqua sur la vésicule, de la boutonnière primitive au niveau du col, par la face inférieure, une large incision. Les lèvres de la plaie sont saisies avec des pinces à pression, et écartées pour permettre d'arriver au canal cystique, très dilaté, et dans lequel le doigt est facilement introduit. Après s'être servi comme précédemment des instruments les plus variés, on peut enfin creuser la partie moyenne de la pierre enclavée, et par cette dépression, introduire l'extrémité de l'index. On arrive ainsi à la mobiliser, après quarante minutes d'efforts très pénibles. Cette partie de l'opération avait duré en tout soixante-dix minutes.

Mais, au niveau de l'abouchement du canal cystique, dans le cholédoque, se trouve un troisième calcul, pour lequel on recommence la même manœuvre que pour les précédents. La libération de ces trois calculs dure un heure trois quarts, tandis que la première partie de l'opération n'avait duré que dix minutes environ.

Les manœuvres sont donc souvent très longues, pénibles, délicates, dangereuses. A la suite d'une tentative de ce genre, Trélat produisit une large rupture du canal cystique, qui a causé la mort. Il est donc nécessaire de n'avancer qu'avec une extrême prudence, et même une extrême lenteur. Le succès de l'opération dépend fréquemment, je m'en suis convaincu en étudiant les observations, de la façon dont ce temps spécial a été conduit.

La vésicule est enlevée, il ne reste plus qu'à parfaire l'hémostase, à régulariser les adhérences, et à procéder à la toilette du péritoine.

5ᵉ TEMPS. — TOILETTE DU PÉRITOINE. — FORMATION D'UNE CAVITÉ INDÉPENDANTE DE LA GRANDE CAVITÉ PÉRITONÉALE. — DRAINAGE.

Le drainage du péritoine ne présente pas d'inconvénients, il donne une très grande sécurité et nous paraît nécessaire, car on n'est jamais assuré que sous la poussée de la bile, la ligature ou le conduit cystique ne céderont pas. C'est bien certainement à la présence du drain que MM. Terrier et Michaux doivent la guérison de leurs malades. Langenbuch, néanmoins, ne draine jamais. Cette omission est sans doute la cause de la mort de quatre opérées.

Dans une lettre qu'il a bien voulu m'écrire pour me faire connaître son manuel opératoire et ses résultats, il en convient lui-même pour deux de ses malades. « Je suis décidé, me dit-il, à placer dans la cavité péritonéale un tampon de gaze iodoformée, qui puisse s'imprégner du sang et de la bile épanchée et les conduire au dehors. »

Mais pour rendre la présence du drain véritablement efficace, il est nécessaire de le placer dans une petite cavité où puissent venir se collecter les liquides provenant des parties opérées, et surtout la bile provenant du canal cystique, si la ligature ou la paroi viennent à céder.

Il faut donc circonscrire la région opératoire; nous allons rechercher s'il est possible de lui assigner des limites.

Dans la partie inférieure de la plaie se présente le côlon transverse et, sur la partie gauche, l'angle des deux premières portions du duodénum. Ces deux segments de l'intestin sont rattachés par le grand épiploon. En suturant la lame épiploïque à la face profonde du péritoine, on a exactement fermé en bas et à gauche la région opératoire, souvent limitée en dehors par les débris du ligament cystico-colique et par le ligament hépato-rénal, qui existe sur près d'un tiers des sujets. Quand ces ligaments font défaut, on peut généralement, avec les débris de la coque inflammatoire qui entourait la vésicule, constituer une barrière à peu près continue sur la partie externe de la région, barrière étendue de la face inférieure du foie à l'angle droit du côlon.

La paroi supérieure est formée par la petite surface de tissu hépatique qui répond à l'implantation de la vésicule biliaire.

En résumé, cette petite cavité est circonscrite en bas et sur les côtés par la suture du grand épiploon au péritoine pariétal, et en haut par la face inférieure du foie. On la complète au besoin avec les lambeaux des adhérences de la vésicule aux organes voisins. Elle n'est ouverte qu'au niveau de l'hiatus de Winslow. Mais celui-ci est souvent oblitéré par des adhérences pathologiques; en outre, ses parois accolées offrent assez de résistance aux liquides pour qu'ils s'écoulent de préférence par le drain toujours béant.

D'ailleurs, le drainage, chaque fois qu'on y a eu recours, a assuré le libre écoulement des liquides.

Le moignon cystique est donc renfermé dans une cavité, en forme d'infundibulum, et c'est là que se fera l'épanchement de bile, soit que la ligature du conduit vienne à glisser, soit que le tissu hépatique ait été lacéré. L'hémorragie du foie ou des adhérences sectionnées trouveront aussi dans cette cavité un déversoir naturel.

Le gros drain que place M. Terrier donne une plus grande sécurité qu'un tampon de gaze iodoformée qui peut ne pas empêcher une rétention ou un écoulement de bile dans le péritoine.

Le tamponnement à la gaze ne doit être fait que dans les cas où l'on craint l'hémorragie des parois de la cavité, mais avec quelques pinces de Kocher — et un peu de patience — il est facile de réaliser l'hémostase.

L'opération est terminée. Il ne reste plus qu'à fermer la paroi et à faire le pansement. La suture de la paroi se fera comme dans toute laparotomie, soit avec des fils d'argent (Quénu), du crin de Florence (Bantock), des fils de soie (Thornton), qui comprennent dans leurs sutures tous les tissus; soit en pratiquant la suture à étages, soit enfin en employant une suture mixte, comme le fait mon maître M. Championnière. C'est affaire de préférence et d'habitudes chirurgicales.

Le drain est fixé à la peau par un point.

Le pansement doit être sec, composé de gaze iodoformée ou salolée, et d'ouate phéniquée ou salolée. On applique au-dessus une couche compressive de ouate. Les soins que le malade réclame dans la journée sont les mêmes que dans toute autre laparotomie.

Il faut combattre les nausées et les vomissements dus à l'anesthésie par quelques cueillerées d'eau chloroformée, de petits fragments de glace, et quelques gorgées de vin de champagne.

Si le malade souffre, la morphine rendra des services. L'éther et les inhalations d'oxygène combattront efficacement l'abattement post-opératoire. On surveille avec soin le fonctionnement de la vessie et de l'intestin. Dès le lendemain, le malade peut prendre un peu de lait.

A moins d'indications spéciales, le pansement ne sera renouvelé que le septième jour. On retirera le drain, qu'il sera habituellement inutile de remplacer.

III. Accidents opératoires et post-opératoires

A. — Hémorragie

L'hémorragie pourrait, par son abondance, devenir une complication grave. Pour certains auteurs, les affections des voies biliaires amènent une véritable prédisposition hémorragique (Monneret, Langenbuch, Verneuil), et la cholécystectomie, d'après Lawson-Tait, exposerait seule à des hémorragies abondantes, parceque, seule des opérations sur les voies biliaires, elle nécessite la destruction des adhérences qui rattachent la vésicule aux parties avoisinantes.

Cette diathèse hémorragique n'est peut-être pas très bien démontrée, car l'on trouve de nombreux cas où l'on a pu se dispenser de toute ligature, comme dans les deux observations de M. Terrier.

Cependant il faut avouer que ces adhérences pathologiques sont presque toujours très vasculaires, et l'écoule ment sanguin est parfois considérable; dans ce cas, la compression momentanée ne suffit pas pour le tarir et il est nécessaire de lier les points qui saignent.

Mais cette hémostase ne présente jamais de plus grandes difficultés que l'hémostase du petit bassin dans les cas de salpingectomie. Lorsque seules des adhérences normales rattachent la vésicule à la face inférieure du foie, l'écoulement sanguin peut être encore assez abondant, car ces adhérences sont constituées par des tractus membraneux, dans lesquels cheminent des branches artérielles et veineuses que l'on prenait autrefois pour des conduits hépato-cystiques.

Le trajet et la distribution de ces vaisseaux ne sont pas indiqués d'une façon précise dans les auteurs classiques.

J'ai essayé de combler cette lacune en faisant de nombreuses injections de l'artère hépatique et de la veine porte.

L'artère cystique se bifurque à peu près à égale distance de son origine et du point où elle aborde la vésicule, comme le montre le dessin. Les deux branches sont destinées aux deux faces de la vésicule. D'après Sappey, la branche inférieure s'enfonce dans les parois de l'organe, la branche supérieure seule envoie quelques rameaux sans importance dans la substance hépatique. Sur les pièces que j'ai injectées, j'ai toujours vu les deux branches aller se terminer dans le foie et présenter encore au moment où elles abordent le tissu hépatique, un volume égal à la moitié de leur volume primitif. On peut suivre assez loin, jusqu'à cinq ou dix centimètres, les ramifications intra-hépatiques, et on peut même les voir, dans certains cas, lorsque les injections fines ont bien pénétré dans tous les points, aller s'anastomoser avec les ramifications venues de toutes les branches de l'hépatique.

Ces anastomoses n'avaient pas encore été indiquées, au moins que je sache.

Quant à la disposition des veines, mes recherches confirment de tous points la description donnée par Sappey, dans son mémoire sur la distribution des veines portes accessoires.

Les branches veineuses se distinguent en deux groupes; les unes se portent vers le col de la vésicule et le canal cystique : elles sont représentées généralement par deux troncs principaux ; d'autres, de nombre variable, de six à huit, naissent dans la moitié antérieure de la vésicule et se portent dans les lobules qui circonscrivent la fossette cystique. Elles s'anastomosent avec les précédentes.

Telles sont les voies par lesquelles l'hémorragie peut se produire lorsqu'on détache la vésicule du foie, et l'on comprend aisément que l'on ait été parfois obligé de poser cinq, dix, quinze ligatures après cette séparation.

Mais, d'après ce que j'ai observé dans les opérations que j'ai vu faire ou que j'ai faites sur les animaux, cela n'est vrai que lorsqu'on s'est servi du bistouri. Lorsqu'on procède au décollement par traction, l'hémostase se fait à peu près spontanément.

Quoi qu'il en soit, un laparotomiste exercé aura toujours raison de l'hémorragie avec des pinces de différents modèles, une aiguille courte et fine et de la soie solide et de petit calibre, et au besoin le thermocautère.

Il pourra souvent éviter le tamponnement à la gaze et ses inconvénients.

On n'est donc plus autorisé à proscrire la cholécystectomie, au nom des prétendus dangers d'hémorragie.

Il n'est pas davantage question, dans les observations publiées, d'hémorragie secondaire. Je lis cependant dans une des lettres que Langenbuch m'adressait au sujet des dernières cholécystectomies, que dans un cas où le malade est mort d'une péritonite, il a constaté aussi que le foie avait légèrement saigné; mais il ajoute que ce n'est certainement pas cette hémorragie qui avait amené sa mort.

B. — PÉRITONITE ET SEPTICÉMIE

Elle peut survenir dans les deux cas suivants, qu'il est nécessaire de distinguer :

a) Le sujet n'est pas infecté au moment de l'opération. (Il s'agit d'une hydropisie de la vésicule).

b) Le sujet est déjà infecté. (Il s'agit d'un empyème de la vésicule, ou d'un cas de lithiase biliaire déjà ancienne, ayant amené des accidents de cholécystite).

Dans le premier cas, s'il survient des phénomènes de septicémie, c'est que l'opérateur est coupable d'ignorance ou de malpropreté.

D'ailleurs, le dénouement n'est pas toujours fatal : si l'infection n'est pas très considérable, si le drainage est bien fait, les accidents inflammatoires peuvent rester limités à la petite cavité mentionnée plus haut.

Dans le second cas, l'infection venue du dehors peut s'ajouter à l'infection préexistante. Celle-ci n'est pas toujours très intense, je n'en veux pour preuve que les résultats négatifs que m'ont donné les injections, dans le péritoine de divers animaux, de liquides provenant d'empyèmes de la vésicule (les résultats sont consignés dans l'appendice).

Si des accidents de septicémie étaient survenus à la suite de ces opérations, nous aurions certainement dû les attribuer à une infection venue du dehors. Il n'en est pas moins indispensable d'apporter le plus grand soin à empêcher l'écoulement de quelques gouttes du contenu de la vésicule dans l'abdomen. Il est aussi indispensable de désinfecter soigneusement le moignon cystique. Il est possible d'observer quelques accidents inflammatoires sans qu'on ait à se reprocher de fautes opératoires, mais en observant rigoureusement toutes les règles de l'antisepsie, et en complétant l'opération par un drainage bien fait, on doit conjurer, je crois, tous les dangers de péritonite généralisée.

Les quatre opérations auxquelles j'ai assisté et qui ont été faites dans des conditions relativement fâcheuses, le démontrent assez clairement.

Nous pouvons nous résumer en disant que la septicémie, lorsqu'elle survient, est toujours imputable à l'opérateur.

C. — Épanchement de bile dans le péritoine

Il peut s'écouler quelques gouttes de bile pendant l'opération dans l'abdomen. Si la bile normale n'a pas d'action fâcheuse sur le péritoine, il n'en est certainement pas de même de la bile provenant d'une vésicule dont les parois sont altérées. Il faut donc prévenir cet accident en plaçant une éponge derrière la vésicule lorsqu'on détruit ses adhérences, et que l'on fait la section du canal cystique.

Si, malgré cette précaution, une légère quantité de bile est tombée dans le péritoine, il faut procéder à une toilette soigneuse de la séreuse contaminée.

On voit parfois de la surface lacérée du foie sortir quelques gouttes de bile, mais cet écoulement se tarit spontanément, ou bien à la suite d'attouchements légers au thermocautère.

Les épanchements de bile d'une certaine importance n'ont été constatés que pendant les premiers pansements, ou bien dans les premiers jours après l'opération.

On a discuté la question de savoir d'où provenait cet écoulement biliaire. M. Tillaux, dans une discussion récente à la Société de Chirurgie, émettait l'avis qu'elle provenait peut-être de conduits hépato-cystiques sectionnés. Mais l'existence de conduits hépato-cystiques, normaux chez bon nombre d'animaux, n'a jamais été constatée chez l'homme.

Or cet écoulement de bile se produit très souvent. Vient-il de la surface dénudée du foie ? Mais les voies ouvertes ne seraient pas assez larges, et d'ailleurs, il se produit même dans le cas où cette surface avait été cautérisée sur tous les points.

Il est plus naturel d'admettre que cet écoulement est dû au glissement du fil qui ferme le canal cystique. La ligature porte souvent sur des parties lacérées par les longues manœuvres que nécessitent la libération et l'ablation des calculs, et l'on conçoit facilement que la poussée de la bile, s'exerçant sur une paroi déchirée ou ulcérée, la fasse éclater en un point. Si la bile normale n'est pas septique, est-il possible qu'un écoulement continu de bile normale dans le péritoine ne soit pas nuisible? Je ne le pense pas. La bile est probablement toxique. Les recherches que nous avons faites avec notre collègue Louis ne sont pas concluantes, et nous voulons les reprendre en les modifiant, mais nous avons le droit de penser qu'à la longue, des micro-organismes venus du tube digestif, peuvent se cultiver dans cette bile mêlée d'un peu de sang.

Qu'on relise l'observation de Dixon (1). Il s'agissait d'une rupture traumatique de la vésicule laissant s'écouler la presque totalité de la bile dans l'abdomen. La fièvre fut d'abord presqu'insignifiante, mais huit jours après l'accident, la température remonte, et tous les symptômes d'une collection purulente se manifestent. Cependant on ne peut pas tirer des conclusions très nettes du cas très complexe de Dixon. Il est à peu près certain, en effet, que le sujet était atteint auparavant de lithiase biliaire au moment de sa chute, et peut-être d'un certain degré de cholécystite.

Mais il reste néanmoins probable que l'écoulement continu d'une quantité considérable de bile dans le ventre par un orifice de la vésicule peut amener une péritonite généralisée.

Si la chose est discutable dans le cas de bile normale, elle ne l'est guère lorsque la bile vient des canaux plus ou moins enflammés, et cette inflammation est habituelle dans les cas justiciables de la cholécystectomie.

La rétention et l'accumulation de cette bile dans l'abdomen amènent une péritonite mortelle.

C'est ainsi qu'est survenue la mort, nous dit Langenbuch, chez deux de ses opérés, dont l'observation est inédite.

La nécessité du drainage s'impose.

On est autorisé à penser, c'est l'aveu de Langenbuch lui même, que le drainage aurait conjuré les accidents mortels dans les deux cas.

Avec un drain qui amène au dehors les liquides épanchés, cet écoulement de bile n'est plus qu'un incident, d'autant qu'il ne survient généralement pas dans les quelques heures qui suivent l'opération, et que par conséquent des adhérences déjà solides ont pu fermer complètement la petite cavité dont nous avons parlé.

Cet écoulement de bile — chose étrange — lorsqu'il succède à la cholécystectomie, diminue et disparaît bientôt; je n'ai pu trouver, sur soixante-dix-huit observations, un seul cas de fistule biliaire persistant à sa suite, tandis que les fistules sont presque habituelles à la suite de la cholécystotomie ou de l'ouverture spontanée de phlegmons biliaires. La raison de cette différence n'a pas été recherchée. La lecture des trois observations de fistules biliaires rapportées par Langenbuch et par Michaux m'a suggéré l'explication suivante :

Dans ces trois cas, la fistule était entretenue par la présence de calculs dans le canal cystique. Peut-être en est-il de même dans tous les cas observés de fistules biliaires, en dehors évidemment des cas où la fistule est entretenue par une occlusion du cholédoque. Mais à la suite de la cholécystectomie, rien ne vient contrarier la tendance naturelle des débris du canal cystique à bourgeonner et à se réunir bientôt, de manière à constituer une barrière cicatricielle complète du dixième au quinzième jour.

Du reste, rien n'est plus remarquable que la tendance des plaies de la vésicule et du canal cystique à se cicatriser rapidement. On trouvera dans l'appendice la relation d'un cas où nous avons enlevé la moitié antérieure de la vésicule chez un chien par une section très irrégulière. Nous n'avons fait ni suture ni drainage. Pas le moindre trouble consécutif. L'animal a été sacrifié un mois après l'opération : la vésicule était reconstituée, et au lieu de la solution de continuité nous trouvons une cicatrice punctiforme. Il est donc possible de conclure que l'épanchement de bile consécutif à la chute de la ligature cystique ne présente pas d'inconvénients sérieux lorsqu'on a fait le drainage du péritoine.

Dans le chapitre suivant où se trouve un tableau

synoptique des cholécystectomies pratiquées jusqu'à ce jour, j'aurai soin d'indiquer en regard du résultat si le drainage a été fait, persuadé que cette indication sera instructive pour le lecteur.

CHAPITRE III

Résultats immédiats et éloignés

I. Résultats immédiats

On peut diviser les malades qui font le sujet de nos observations en deux groupes, selon qu'ils étaient atteints d'accidents de lithiase biliaire, ou d'accidents étrangers à cette cause. Chez les premiers, l'opération avait pour résultat immédiat d'amener la disparition complète de toutes les manifestations morbides, ce qui se conçoit facilement, puisque la vésicule biliaire était le siège du mal. Il suffit de citer les cas où l'opération a été faite pour une collection liquide, ou encore une tumeur bien circonscrite de la vésicule biliaire.

Mais plus radicale encore est peut-être la modification immédiate produite par la cholécystectomie, lorsqu'elle est dirigée contre les accidents imputables à la lithiase biliaire, par la raison que ceux-ci étaient plus graves, plus alarmants et affectaient davantage le malade.

Le premier opéré de Langenbuch, par exemple (31), souffrait de douleurs atroces depuis seize ans. Il avait

demandé, en vain, un soulagement à toutes les illustrations médicales de l'Allemagne.

Au moment de l'opération, en 1882, son poids avait
diminué depuis 1879 de 37 kilogrammes. — Dans les
derniers temps, malgré plusieurs cures à Carlsbad,
les crises étaient devenues si cruelles, qu'il était décidé
à se donner la mort si l'on ne pouvait guérir radicalement son mal, en enlevant sa vésicule biliaire.

La veille de l'opération, il était encore en proie à des
douleurs violentes. On l'opère. Il passe une après-midi
excellente, et dort tranquillement pendant toute la nuit.
Le lendemain, il fume un cigare et demande à manger.
L'appétit fait chaque jour des progrès, et ses forces
reviennent en même temps que son embonpoint. En
deux mois, il gagne 10 kilogr.

Les douleurs ont cessé complètement et n'ont pas
reparu depuis; et chez les autres opérés, on a toujours
noté la même transformation radicale et subite.

La malade de Kœberlé (26) paraît d'abord faire exception à la règle. Quinze jours après la cicatrisation complète
de la plaie abdominale, quarante jours après l'opération,
elle a ressenti une légère atteinte de « coliques hépatiques » (?), caractérisées, comme les coliques antérieures,
par des contractures musculaires de la région sub-
ombilicale, avec sensation de serrements douloureux, mais non accompagnée d'ictère et d'expulsion de
calculs.

Depuis cette époque, la malade n'a pas eu de crises
douloureuses, et sa santé est demeurée parfaite. Il est
certain qu'il ne s'agissait pas là de véritables coliques

hépatique, mais d'une contracture douloureuse du muscle droit, qui paraît avoir été le point de départ de contractures synergiques des muscles voisins.

Il faut se rappeler, en effet, que le nerf avait été dénudé, mais non sectionné pendant l'opération, et qu'il a été probablement pris dans la cicatrice de la paroi. Ces contractures reconnaissent souvent pour cause une lésion de la vésicule ; tandis que dans le premier cas la simple section du nerf du muscle droit remédie à la douleur, dans le deuxième, on doit s'adresser à la vésicule biliaire.

Cet incident nous démontre que les caractères de la douleur ne permettent pas d'établir une distinction entre les contractures dues à l'excitation du nerf du muscle droit d'ordre direct, et les contractures d'ordre réflexe, et qu'il est nécessaire, avant d'intervenir chirurgicalement contre des douleurs de la région hépatique par la cholécystectomie, d'avoir des preuves sérieuses qu'elles sont dues à la présence et à l'expulsion de calculs biliaires.

Il est intéressant de noter l'état des fonctions digestives à la suite de la cholécystectomie.

Pour Frerichs (16), la suppression de la vésicule est la cause d'une anorexie immédiate et presque complète. Credé, qui a fait trois fois l'ablation de la vésicule, croit avoir remarqué un amaigrissement rapide. Mais ce sont surtout les résultats obtenus par Oddi sur les chiens, que les adversaires de la cholécystectomie ont opposés à cette opération. Oddi a enlevé la vésicule à trois chiens, et a noté à la suite de l'opération un dépérissement marqué et une grande voracité.

En même temps les selles deviennent liquides, mais cet état n'a duré qu'un mois ou un mois et demi. Tous les troubles morbides disparaissent alors, et l'état général redevient bon.

Oddi croit que sous l'influence du sphincter du cholédoque, l'écoulement de la bile dans l'intestin, primitivement continu, s'est transformé bientôt en écoulement intermittent par suite de la dilatation du canal cholédoque.

Ces résultats, présentés par Oddi, qui en faisait l'application à l'homme, ne laissaient pas de m'étonner un peu. Car, même au point de vue physiologique pur, si l'on réfléchit un instant à la capacité de la vésicule biliaire, qui d'après mes mensurations (qui s'accordent à peu près avec celles des auteurs classiques) mesure en moyenne trente à trente-cinq centimètres cubes; si l'on considère en même temps le nombre des repas (deux par vingt-quatre heures), et la quantité totale de bile (13 à 1500 gr.) qui arrive dans l'intestin pendant le même laps de temps, l'on verra que la digestion ne peut pas être sensiblement troublée parce qu'il manque, au moment du repas, la bile renfermée dans la vésicule, 1/20 à peine de la quantité totale.

Quant aux changements de pression dans les voies biliaires amenées par la suppression de la vésicule, ils seront reconnus insignifiants, si l'on compare la capacité de la vésicule à la capacité totale des voies biliaires.

Guidé par les considérations théoriques, nous avons voulu contrôler les expériences d'Oddi; sur quatre chiens, nous avons pratiqué l'ablation de la vésicule. Ils ont été sacrifiés deux à trois mois après l'opération, et:

1° Nous n'avons jamais constaté les troubles immédiats digestifs, signalés par Oddi;

2° A l'autopsie, le cholédoque avait un calibre sensiblement égal à celui qu'il présentait chez des chiens de même taille et de même poids, non opérés.

Depage a fait de son côté, sur sept chiens, l'ablation de la vésicule biliaire. Il n'a jamais remarqué les modifications signalées par Oddi. D'ailleurs, ce n'est pas le résultat de nos expérimentations qui doit fournir la réponse à faire aux objections élevées contre la cholécystectomie.

On a enlevé 79 fois la vésicule biliaire chez l'homme : il est bien plus intéressant de connaître les résultats éloignés de ces interventions, que de discuter sur quelques expérimentations vagues et mal définies. Pour convaincre le lecteur, il suffira de présenter l'observation des malades déjà opérés.

Le premier malade de Langenbuch retrouve son appétit le lendemain, et augmente d'un kilogr. cinq cents grammes dans les trois mois qui suivent l'opération. J'ai observé une modification analogue sur les deux premiers malades de M. Terrier. Elle est notée sur tous les malades opérés, bien qu'elle ne soit pas toujours aussi profonde.

En résumé, la cholécystectomie, envisagée au point de vue de ses résultats immédiats, amène la disparition complète des douleurs, la régularisation des digestions, et l'on assiste à une véritable résurrection du malade, qui passe d'un état très mauvais à une condition de santé très satisfaisante.

Résultats éloignés

Il ne suffit pas d'avoir constaté que la cholécystectomie procure un soulagement immédiat au malade, et amène une modification de l'état général; il nous faut examiner sa valeur thérapeutique. Lorsque l'opération est dirigée contre les affections localisées à la vésicule, on comprend aisément que l'ablation de celle-ci équivaut à la guérison du malade. La question est plus complexe dans les cas d'accidents cholélithiasiques, et il était intéressant de revoir les opérés, longtemps après l'intervention chirurgicale.

La lithiase biliaire est une maladie générale, a-t-on dit, diathésique, et l'ablation de la vésicule ne peut en avoir raison. J'examinerai dans un autre chapitre la valeur de cette objection.

Je dois me borner ici à signaler les observations faites sur les malades opérés depuis plusieurs années.

A ce sujet, Langenbuch m'a écrit qu'il avait revu tous ses opérés. Pour plusieurs, la date de l'opération remonte déjà à cinq, six ou huit ans, et pas un n'accusait le retour d'accidents calculeux.

Il est donc permis, semble-t-il, de juger d'après ces résultats la valeur thérapeutique de la cholécystectomie dans le traitement de la lithiase biliaire, et de la considérer comme la cure radicale de cette maladie.

CHAPITRE IV

NUMÉRO	DATE	OPÉRATEUR	SEXE	AGE	DIAGNOSTIC et COMPLICATIONS	OPÉRATION	RÉSULTATS		OBSERVATIONS
							IMMÉDIATS	ÉLOIGNÉS	
1	88	D'Antona.	H	50	Tumeur de la vésicule, origine cancéreuse, hydropisie.	Cholécystectomie.	Les souffrances disparaissent après l'opération, mais 3 mois après ictère et mort de cholémie par récidive du cancer.		M.
2		Bardenheuer.			Cancer de la vésicule, lithiase biliaire.	Id.	Mort d'apoplexie le 4e jour.		M.
3	Juin 84	Courvoisier.	F	41	Coliques biliaires depuis 83, rebelles à tout traitement.	Id. Vésicule énorme contenant 2 gros calculs. Id.	Suites excellentes, fistule qui se ferme vite au niveau de l'angle supérieur de la plaie.	3 mois après la sortie, l'état général était encore excellent.	G.
4	Avril 90	Courvoisier.	F	39	Tumeur de vésicule sans coliques ni ictère depuis 2 ans.	Calcul dans le canal cystique, 3 calculs dans la vésicule.	Un peu de fièvre les jours qui suivent l'opération : guérison en 1 mois.		G.
5	Juin 70	Courvoisier.	F	33	Troubles digestifs sans ictère ni coliques biliaires ; tumeur de la vésicule.	Dissection assez laborieuse de la vésicule, 2 calculs dans la vésicule.	Douleurs pendant les premiers jours. Température 38°1. Abcès au-dessous de la cicatrice.		G.
6	87	Dixon.	H	42	Chute d'un lieu élevé, rupture de la vésicule.	Intégrité et vacuité des canaux biliaires mal constatées.	Mort au 19e jour de cholémie.		M. Cette observation prouve avec quel soin il faut inspecter les canaux biliaires.
7	Mars 88	Czerny.	F	28	Empyème et péricystite.	Hémorragie, vésicule entourée en partie d'un abcès.	Mort au 19e jour d'embolie pulmonaire.		M. Embolie pulmonaire.
8		Hirschberg.			Empyème par occlusion du cystique. Péricystite.		Guérison.		G.
9	Juin 1880	Hochenegg.	F	58	Empyème depuis 9 mois. Diagnostic : carcinome du pylore ou du côlon.	Incision explorative de la vésicule. La vésicule est adhérente au foie, dont on résèque une partie; carcinome de la vésicule et du foie.	Suites apyrétiques guérison en 44 jours.	Un an après pas de récidive.	G.

Numéro	Date	Opérateur	Sexe	Age	Diagnostic et complications	Opération	Résultats immédiats	Résultats éloignés	Observations
10	Fév. 90	Kappeler.	F	20	Coliques hépatiques depuis 3 ans.	Vésicule adhérente au foie. 1 calcul dans la vésicule.	Suites apyrétiques. Guérison en 38 jours		G.
11	Juin 86	Kappeler.	F	23	Coliques hépatiques anciennes. Tuberculose fébrile.	La vésicule renfermait de la bile et de nombreux calculs.	Les premiers jours fièvre et vomissements, guérison en un mois.	Un an après mort de tuberculose.	G.
12	Fév. 89	Kocher.	F	34	Coliques biliaires à répétition depuis 1 an 1/2, cholécystite purulente et ulcéreuse.	Adhérences difficiles à disséquer, excepté avec le foie.	Guérison en 12 jours.	1 an après, santé parfaite.	G.
13	Fév. 89	Kocher.	F	34	Diarrhée, coliques biliaires, symptômes nerveux, cholécystite purulente.	4 calculs dans la vésicule.	Guérison en 18 jours.	Un an après, état excellent.	G.
14	Nov. 87	Kocher.	F	58	Coliques biliaires rebelles, amaigrissement, pas d'ictère, cholécystite purulente.	Nombreux calculs, adhérences.	Guérison, mais quelques jours, après l'opération la cicatrice est un peu douloureuse.	En janv. 90, état excellent, douleurs vagues au niveau de la cicatrice.	G.
15	Oct. 88	Kocher.	F	42	Empyème.	Hémorragie du foie.	Guérison en 20 jours.	En juin 89, état excellent.	G.
16	Nov. 86	Kœberlé.	F	30	Coliques hépatiques, suites de couches, empyème. Infection par l'utérus (métrite) ?	On avait fait la cholécystotomie, mais les fils de suture sautent à la suite d'efforts de vomissements. Cholécystectomie.	Guérison rapide.	1 an après, état excellent.	G.
17	87	Kozinski.	F	33	Ictère depuis 5 ans, tumeur vésiculaire.	Bouchon, extraction d'un calcul par extirpation.	Mort en 40 heures de péritonite.		M. Péritonite.
18	Oct. 85	Krönlein.	F	34	Tumeur douloureuse de l'hypochondre droit.	Calculs enclavés dans le col vésiculaire. Désinfection du moignon cystique.	Guérison rapide, malgré quelques vomissements biliaires le 1er jour.	?	G.

NUMÉRO	DATE	OPÉRATEUR	SEXE	ÂGE	DIAGNOSTIC et COMPLICATIONS	OPÉRATION	RÉSULTATS		OBSERVATIONS
							IMMÉDIATS	ÉLOIGNÉS	
19	90	Kümmel.	F	40	Coliques hépatiques anciennes, rebelles.	Opération longue et laborieuse.	Mort du shock.		M. Shock.
20	90	Kümmel.	F	6	Cholémie profonde, empyème.	Extirpation facile. On ne trouve aucun calcul.	Cicatrice guérie le 10e jour.	6 mois après, santé bonne.	G.
21	Juillet 82	Langenbuch.	H	43	Violentes coliques à répétition depuis 1866. Ictère violent en 69, cures inutiles. Morphinisme.	Ponction, 2 calculs, ligature du cystique, pas d'adhérences.	Guérison.	Suites éloignées très bonnes.	G
22	83	Langenbuch.	H		Coliques hépatiques rebelles, morphinisme.	Op. facile.	Mort en peu de temps d'une affection cérébrale antérieure à l'opération, la plaie était en bonne voie de guérison.		M. L'autopsie démontra le bon état des viscères opérés et de la région.
23	83	Langenbuch.	F	31	Coliques à répétitions.	2 calculs dans la vésicule.	Guérison rapide.	?	G.
24	84	Langenbuch.	H		Coliques hépatiques rebelles à tout traitement.	Op. facile et rapide.	Mort de péritonite.		M. par perforation du canal cystique lié trop haut, au niveau d'une ulcération non remarquée pendant l'opération.
25	84	Langenbuch.	H	50	Coliques depuis 20 ans avec expulsion de calculs, vésicule pleine de calculs.	Adhérences aux organes voisins, libération laborieuse.	Guérison parfaite et rapide.		G.
26	85	Langenbuch.	F	49	Coliques biliaires anciennes et rebelles.	Op. le 16 mai, hémorragie thermo-cautère.	Guérison rapide.		G.
27	Juillet 86	Langenbuch.	F	24	Fistule persistante après une cholécystotomie.	Désinfection de la vésicule et extirpation.	Guérison rapide.		G.
28	Oct. 86	Langenbuch.	H	40	Coliques anciennes, rebelles, attaques épileptiformes.	Hémorragie calmée par cautérisation. 55 calculs dans la vésicule.	Guérison.		G.
29	Sept. 86	Langenbuch.	F	43	Coliques violentes et rebelles : ictère.	Op. facile.	Guérison rapide.		G.

NUMÉRO	DATE	OPÉRATEUR	SEXE	ÂGE	DIAGNOSTIC et COMPLICATIONS	OPÉRATION	RÉSULTATS		OBSERVATIONS
							IMMÉDIATS	ÉLOIGNÉS	
30	Sept. 86	Langenbuch.	F	43	Coliques biliaires depuis long-temps, fièvre de Charcot.	Op. longue. 2 calculs dans le cholédoque l'un fut repoussé dans la vésicule l'autre broyé et les fragments poussés dans le canal cystique. Extirpation laborieuse de la vésicule.	Mort en 27 heures.		M. Shock ? Fièvre intermittente ?
31	Nov. 86	Langenbuch.	F	36	Coliques anciennes à répétition.	Cholécystectomie.	Guérison rapide et complète.		G.
32	Fév. 87	Langenbuch.	F	43	Coliques hépatiques depuis 9 ans.	Gros calcul dans la vésicule.	Guérison		G.
33		Langenbuch.	F		Rein mobile, coliques hépatiques.	Cholécystectomie.	Guérison.		G.
34	Déc. 89	Michaux.	H	26	Coliques biliaires depuis 8 ans, fistule biliaire rebelle à tout traitement.	Cholécystectomie.	Guérison en un mois.		G.
35	Fév. 90	Michaux.	F		Douleurs biliaires depuis 7 ans, fistule cutanée.	Cholécystectomie. On laisse le pédicule adhérent à la peau au niveau de la fistule après l'avoir complètement désinfecté.	Guérison rapide.		G.
36	87	Ohage.	F	35	Coliques depuis 3 ans, vésicule dilatée jusqu'à l'épine iliaque ant. et sup.	Section du canal cystique au thermo-cautère. Ablation d'un calcul du cholédoque.	Réunion p. p. 8 jours après sans drainage.		G.
37	85	Péan.	F	55	Abcès para-vésiculaire. Néoplasme du sein droit.	Empyème de la vésicule, op. facile. Drainage.			G.
38	Sept. 85	Péan.	H	75	Ictère à répétition devenu constant Morphinomane. Cholécystite.	Opération difficile, longue, les canaux hépatiques et la vésicule biliaire sont restés sains.	Suites satisfaisantes les 1ers jours, le 9me jour mort par inanition.		M. par inanition.

Numéro	Date	Opérateur	Sexe	Age	Diagnostic et complications	Opération	Résultats immédiats	Résultats éloignés	Observations
39	90	Périer.	F	24	Tumeur de la vésicule à la suite d'accouchement. Ponction ; la tumeur se reproduit.	Section du canal cystique au niveau du col de la vésicule. Drainage.			G.
40	Janv. 90	Præger.	F	68	Colique biliaire. Empyème, Péritonite localisée.	Præger voulait faire la cholécystotomie, mais se décida au cours de l'opération pour la cholécystecto-mie.	Bons résultats opératoires, mais le malade fut tué par une dose excessive de morphine donnée contrairement aux ordres de l'opérateur.		M. Dose excessive de morphine.
41	Janv. 88	Riedel.	F	36	Coliques hépatiques depuis 4 ans, pas d'ictère, crises fébriles et douloureuses.	Incision, ponction de la vésicule, détachement des adhérences avec le foie et l'intestin. Toilette du péritoine.	Mort 72 heures après. Epanchement de bile dans le péritoine.		M. Péritonite.
42	Avril 90	Terrier.	F	47	Coliques hépatiques anciennes, traumatisme de la vésicule. Empyème et cholécystite.	Incision en dehors du muscle droit, drainage d'une petite cavité isolée de la grande cavité péritonéale et renfermant le bout cystique.	Guérison.	Très bons.	G.
43	Juil. 90	Terrier.	F	55	Coliques hépatiques anciennes, ictère intense sympt. d'obstruction du cholédoque, foie légèrement hypertrophié, tumeur saillante de la vésicule.	Incision, tumeur fluctuante, plusieurs calculs dans le cholédoque qui sont repoussés dans la vésicule; extirpation ; drainage; hémorragie à peu près nulle.	Guérison rapide.	Excellents.	G.
44	Déc. 90	Terrier.	H	27	Coliques hépatiques à répétition depuis cinq ans.	Incision médiane. Un calcul dans la vésicule. Ponction et décollement. Deux ligatures sur la face inférieure du foie. Ganglion adhérent au canal cystique.	Le malade a plusieurs frissons pendant les premiers jours, mais la fièvre se calme après une débacle de bile et de petits calculs très nombreux, et actuellement il est guéri.		G.

NUMÉRO	DATE	OPÉRATEUR	SEXE	AGE	DIAGNOSTIC et COMPLICATIONS	OPÉRATION	RÉSULTATS		OBSERVATIONS
							IMMÉDIATS	ÉLOIGNÉS	
45	89	Thiem.	F		Tumeur double de la vésicule et du canal cystique depuis 3 ou 4 ans (confondue avec typhlite).	Extirpation difficile (adhérences).	Guérison rapide.		G.
46	Juil. 87	Thiriar.	F	30	Coliques hépatiques depuis 6 ans, accès tous les 15 jours environ.	Op. laborieuse, durée 1 h. 20, vésicule toute petite, adhérences multiples.	Excellente guérison en 15 jours.		G.
47	Janv. 85	Thiriar.	F	44	Coliques hépatiques; expulsion de 3 calculs dans les selles depuis 1 mois.	Incision en T. Destruction de qq. adhérences surtout avec le foie, ligature du canal cystique, sutures étagées.	Suites excellentes guérison rapide.		G.
48	Févr. 85	Thiriar.	F	25	Coliques biliaires depuis 3 ans, crises de toutes sortes, etc. Janvier 85, crises violentes et tentative de suicide	Op. facile, grossesse de 4 mois guérison rapide.	Suites excellentes.		G.
49	Nov. 86	Tillmanns	F	64	Coliques hépatiques.	Soulèvement du foie à l'aide d'érignes, section du cystique entre 2 ligatures décollement des adhérences.	Guérison rapide.		G.
50		Tischendorf.	F	32	Rein droit mobile.	L'opération permit de reconnaître une seconde tumeur (vésicule hydropique. Double ligature du cystique, extirpation, puis néphrorraphie.	Suites excellentes.	Depuis 4 mois l'état est des meilleurs.	G.
51	Oct. 90	Broca.	F	40	Cholécystite.	Cholécystectomie.	Excellents.	Depuis 8 mois l'état général est des meilleurs.	G.

Examen critique du tableau synoptique

Les 51 cas qui ont été résumés dans le tableau synoptique, joints aux 27 cas dont l'observation n'a pas été publiée en détail (1), forment un total de 78 cas, dont 54 guérisons et 14 morts.

La mortalité brute est donc de 17,9 0/0.

Mais si nous soumettons à une analyse sévère les cas qui se sont terminés par la mort, nous verrons que ce n'est pas là le chiffre réel de la léthalité.

1o (no 1) d'Antona. Malade mort en deux mois d'un cancer du pancréas. La mort de ce malade ne peut être imputée à la cholécystectomie.

2o (no 2) Bardenheuer. Il s'agissait d'un cancer de la vésicule; le malade est mort d'apoplexie (?) au quatrième jour. Comme le précédent, il est certain que ce décès ne peut être mis au bilan de l'opération.

3° (no 6) Dixon. Le malade mourut dix-neuf jours après l'opération avec tous les signes d'une occlusion du cholédoque. Mais, au moment où nous discuterons la valeur thérapeutique de la cholécystectomie

(1) Ces cas dont on trouve la mention soit dans l'Index medicus, soit dans les publications réunies dans notre bibliographie, sont les suivants :

Courvoisier,	2 cas,	2 guérisons.
Credé,	3 cas,	3 guérisons.
Dalle Ore,	1 cas,	1 guérison.
Kröulein,	1 cas,	1 guérison.
Iversen,	1 cas,	1 guérison.
Langenbuch,	15 cas,	13 guérisons (2 morts par péritonite) (par correspondance).
Morse,	1 cas,	1 guérison.
Socin,	3 cas,	3 guérisons.

dans la lithiase biliaire, j'espère démontrer par l'ana·
lyse attentive du cas de Dixon, que le décès ne peut
être imputé à la cholécystectomie.

4° (n° 7) Czerny. Le malade a succombé vingt jours
après l'opération, avec tous les signes d'une embolie pulmonaire, et ce diagnostic d'embolie pulmonaire fut confirmé à l'autopsie. Ce décès ne peut être mis au compte
de la cholécystectomie.

5° (n° 17). Kozinski. Mort de péritonite en quarante
heures. Décès imputable à l'opération.

6° (N° 19). Kümmel. Son malade est mort dans le
collapsus. Décès opératoire.

7°. (N° 22). C'est le 2ᵉ opéré de Langenbuch. Dans
ce cas, la mort est due manifestement à une affection
du plexus choroïde gauche, antérieure à l'opération.

La mort arriva au 21ᵉ jour, 8 jours après la guérison
complète de la plaie; on ne peut donc attribuer ce décès
à la cholécystectomie.

8° (N° 24). Langenbuch. Mort de péritonite causée
par l'écoulement de la bile dans l'abdomen, à travers
une perforation du canal cystique, consécutive à une
ulcération. « Ce malade, dit Langenbuch, aurait pu
être sauvé par une intervention précoce. L'examen
détaillé des voies biliaires était fort difficile, et si j'avais
pu soupçonner l'existence de cette ulcération, je n'aurais
pas enlevé la vésicule biliaire. On ne peut donc imputer
cette mort à l'opération. »

Cependant, dans le 2ᵉ cas de M. Terrier, la ligature
avait été placée sur une partie autrement lacérée. La
ligature a mal tenu, comme dans le cas de Langen-

buch, mais le drain qui avait été placé pendant l'opération amena à l'extérieur le liquide débordant, et le malade guérit.

C'est donc à une faute dans le manuel opératoire qu'est dû le décès du malade de Langenbuch. Cependant il nous parait juste de mettre le decès au bilan de l'opération.

9º (Nº 30). — Langenbuch. — Il y avait une occlusion complète du cholédoque par un calcul. Langenbuch écrasa le calcul à l'aide de tenettes enveloppées d'éponges. La malade mourut vingt-deux heures après l'opération. Le péritoine fut trouvé intact. La cause de la mort, d'après Langenbuch, n'était pas la péritonite aiguë, c'était la suite du marasme, de la diathèse hémorragique, de la fièvre de Charcot, de la narcose à laquelle la malade avait été soumise pendant très longtemps.

Je donne une grande part dans la pathogénie de la terminaison fatale aux manœuvres faites sur le cholédoque, dont les parois ont été certainement blessées, et par lesquelles l'infection a pu se faire.

Ce cas doit être imputé à l'intervention, mais l'occlusion du cholédoque n'est pas justiciable de la cholécystectomie, c'en est même une contre-indication formelle, comme Langenbuch en convient lui-même. A l'avenir, on n'aura plus à craindre cet accident opératoire.

10º (Nº 38). Péan. — Je lis dans l'observation de ce malade : « Réaction excellente, pas de fièvre dans les jours qui suivent l'opération. Mais le malade tolère mal les aliments. Cette intolérance existait avant l'opération. Il succombe le neuvième jour, à la persistance de l'inanition. » Il semble, après la lecture attentive de l'observation, qu'il a succombé à la persistance des accidents qui constituaient sa maladie. La cholécystectomie ne l'a pas et ne pouvait guère le guérir. Le foie, exploré pendant le premier temps de l'opération, était « atrophié, induré, inégal à la surface, cirrhotique », et plus loin, on lit : « Pas de calculs dans la vésicule, ni dans les conduits cystique et cholédoque dans lesquels on avait introduit un cathéter. Et cependant le malade avait un ictère intense, au point que les téguments étaient noirâtres, et les voies biliaires renfermaient un liquide purulent. »

Quels résultats pouvait amener l'extirpation de la vésicule biliaire, faite dans ces conditions?

Ces citations suffisent pour montrer que la mort est due à la simple évolution des accidents, et ne peut être imputée à la cholécystectomie.

11o (No 40). — Prœger. — Malade mort manifestement d'intoxication morphinique, et non des suites de l'intervention.

12o (No 41. — Riedel. — Dans ce cas, l'extraction d'un calcul enchatonné dans le canal cystique avait nécessité des manœuvres très longues et très difficiles. La ligature placée sur les lambeaux très fortement contus du canal avait cédé, et l'épanchement de bile dans l'abdomen avait amené une péritonite mortelle.

En outre, dans les cas dont l'observation n'a pas été publiée, Langenbuch a perdu deux malades de péritonite : ce sont encore deux décès à mettre au bilan de l'opération.

Tableau résumé des causes de mort

Péritonite	5
Shock et fièvre intermittente (?)	2
Occlusion du cholédoque préexistante à l'opération	1
Tumeur cérébrale	1
Inanition	1
Intoxication morphinique	1
Apoplexie	1
Embolie pulmonaire	1
Récidive de cancer	1

Parmi les causes de mort, les sept dernières ne peuvent être imputées à la cholécystectomie. Nous avons ainsi une rectification à faire à la moyenne énoncée plus haut, et le taux de la mortalité s'abaisse à 8, 9 0/0.

Et, je veux le répéter ici, je crois pouvoir dire que la formation d'une petite cavité où l'on place le moignon cystique, et le drainage, auraient fait éviter les accidents de péritonite généralisée qui ont emporté plusieurs malades.

Il ne serait pas juste, pour juger d'une opération nouvelle, de s'en tenir seulement aux chiffres de la mortalité des premières années.

Toute opération traverse à ses débuts une période de tâtonnements, parce que les indications ne sont pas encore bien établies, parce que l'on opère trop tard et dans de mauvaises conditions. Puis les dangers auxquels sont exposés les malades pendant ou après l'opération, sont encore mal connus.

L'expérience, qui est un maître amer, mais incomparable (Dixon), fait reconnaître les fautes des premières opérations. Le champ des interventions s'élargit, on opère des malades qui sont plus en état de résister au shock péritonéal, accident que l'on est en droit de craindre chaque fois que l'on fait une laparotomie. Il ne faut pas s'étonner, en étudiant les résultats des diverses années, qu'il y ait une progression toujours croissante de succès. C'est ce qui est arrivé pour l'ovariotomie, dont la mortalité, très grande au début, est réduite considérablement, mais d'une façon fort variable suivant les opérateurs.

Il faut en effet tenir toujours compte des chirurgiens qui opèrent: il est évident que leur plus ou moins grande habitude de l'antisepsie et des opérations péritonéales sera pour beaucoup dans le résultat final de leurs interventions.

« On trouve réunies dans une statistique, dit à ce sujet mon maître M. Championnière, toute sorte d'observations venant des pratiques les plus diverses, quelques-unes appartenant à des chirurgiens pratiquant notoirement la chirurgie septique et quelques autres venant de chirurgiens qui affichent des prétentions injustifiées à l'antisepsie. La moindre statistique individuelle a dix fois plus de valeur. »

Dans ce cas encore, il faut tenir compte de l'expé-

rience que le chirurgien a pu acquérir de la pratique de
la laparotomie, et de l'habileté qu'il s'est acquise, qui, en
abrégeant les opérations, et en supprimant les manœuvres nuisibles, rendent les interventions beaucoup moins
graves.

Prenons les sept derniers cas de cholécystectomie publiés en France par MM. Terrier, Périer, Michaux
et Broca. On ne peut pas dire qu'ils aient choisi leurs
cas : je n'en ai pas trouvé dans les observations publiées
jusqu'à ce jour de plus difficiles et de plus laborieux,
et les malades ont guéri.

Voilà certes des résultats que nous pouvons opposer
à ceux de Lawson Tait dans la cholécystotomie.

CHAPITRE V

EXAMEN DES OBJECTIONS FAITES A LA CHOLÉCYSTECTOMIE

SOMMAIRE : I. Inconvénients très graves résultant de la suppression de la vésicule.

Réponse : L'anatomie comparée, l'anatomie humaine, la physiologie et la clinique nous démontrent que la vésicule biliaire est un appendice, une espèce de vas aberrans dilaté, appendu aux voies biliaires et sans utilité vraie.

II. La cholécystectomie ne peut être opposée à la lithiase biliaire. Elle ne remplit pas le but, n'amène pas et ne peut pas amener de guérison radicale, car la lithiase est sous la dépendance d'une cause générale, et la vésicule n'est pas l'unique lieu de production des calculs.

Réponse. Sans vouloir résoudre le problème si obscur de la pathogénie de la lithiase biliaire, on peut dire que les calculs intra-hépatiques (dont l'existence est mise en doute par Charcot) sont d'une rareté excessive. Jamais, chez les malades opérés pour des accidents de lithiase biliaire, la récidive n'a été observée, même pas dans le cas de Dixon.

III. Objections tirées des difficultés opératoires, de l'hémorragie et de la septicémie.

1re *objection*. — Le premier argument invoqué par les adversaires de la cholécystectomie, c'est qu'on supprimait un organe doué de fonctions bien déterminées, indispensables même; dans l'ordonnance harmonique de l'économie humaine, a-t-on dit, tous les organes ont certainement leur raison d'être, et supprimer l'un d'eux serait folie.

Cependant, en parcourant à ce point de vue la série animale, on est tout d'abord frappé de voir que dans une même classe la vésicule biliaire manque dans un certain nombre d'espèces, tandis qu'elle existe dans d'autres espèces très voisines.

Dans la classe des mammifères, la vésicule manque

chez l'éléphant, le cheval, le rhinocéros, le daman, le tapir, le pecari, le lama, le chameau, le cerf, le rat, la souris, le surmulot, le dauphin, le marsouin, etc.

Dans la classe des oiseaux, elle manque chez l'autruche, le perroquet, le coucou, le pigeon, le ramier, la gélinotte, la pintade, les ramphastidés, moins le calao.

Dans la classe des batraciens, chez la tortue noire; dans la classe des poissons, chez la lamproie, le pleuronecte rayé, la perche du Nil, le scomber leuciscus, le labrus turdus.

Après avoir constaté toutes ces variations, est-il possible d'en tirer quelque renseignement sur l'utilité de la vésicule biliaire? Faut-il admettre avec Cuvier que la vésicule biliaire trouve sa raison d'être chez les animaux dont les repas sont séparés par un certain intervalle, tandis qu'il est tout naturel que la bile s'écoule sans cesse dans l'intestin de ceux qui mangent continuellement?

Oui, sans doute, si l'on s'en tient à un examen superficiel, qui fait constater la présence à peu près constante de la vésicule chez les mammifères carnassiers, les reptiles, les poissons, qui tous ou à peu près ne se nourrissent que de proie vivante. Mais une étude attentive démontre que cette explication ne vaut rien. Quelle différence y a-t-il au point de vue du régime entre le cheval et le cerf, qui manquent de vésicule, biliaire, et le bœuf et le mouton, qui en ont une?

L'aï et l'unau sont bien deux genres voisins, presque identiques, et cependant la vésicule manque seulement chez le premier.

Enfin elle peut faire défaut chez certains individus d'une même espèce. C'est ainsi que Owen l'a vue manquer chez deux girafes mâles, et exister chez une femelle.

D'autre part, l'*anatomie humaine* nous enseigne que les cas d'absence de la vésicule ne sont pas très rares.

Schenck, Marcellus Donatus, rapportent des témoignages de Pline et d'Aristote qui paraissent en avoir observé des exemples chez des individus fort avancés en âge.

Elliotson en a cité cinq, empruntés à différents auteurs.

Follet, Chomel, Philippe Bérard, Honoré, Macquart, Montaut, Amussat, Vergnes et Leignel, en ont observé d'incontestables.

Et cependant, il s'agit là de trouvailles d'autopsie. Pas le moindre trouble digestif n'était venu révéler pendant la vie l'absence du réservoir biliaire. Il faut remarquer également que l'atrophie sénile de cet organe est assez fréquente, ainsi que sa suppression fonctionnelle par entassement de calculs dans sa cavité.

Et pourtant, dans ce cas, les troubles digestifs et les troubles généraux sont nuls.

On a objecté qu'il fallait tenir compte ici de l'adaptation progressive et que, par conséquent, on ne pourrait conclure de là que la suppression brusque de l'organe soit compatible avec la vie.

Mais les vivisections ont répondu depuis longtemps à cette objection. Depuis l'étudiant de Leyde et Herlin jusqu'aux modernes expérimentateurs, le nombre des chiens à qui l'on a enlevé la vésicule ne se compte plus.

J'ai même pu constater que les chiens à qui nous avions enlevé la vésicule continuaient à se bien porter, et avaient même engraissé, sans jamais présenter les vomissements ni la diarrhée signalés par différents auteurs.

Je ne me suis plu à développer les considérations précédentes, que pour donner plus de poids encore, si c'était possible, aux preuves suivantes, qui d'ailleurs, seraient suffisantes par elles-mêmes.

Chez l'homme, Langenbuch a montré des opérés de cholécystectomie, jouissant d'une parfaite santé, quatre, cinq, six et sept années après l'intervention.

Il est évident que devant ce fait brutal, l'objection formulée par les adversaires de la cholécystectomie tombe d'elle-même.

Quelle est donc la signification morphologique de la vésicule biliaire? Lorsqu'on se borne à considérer la disposition de l'appareil biliaire chez l'homme, on est naturellement conduit à considérer la vésicule et son canal comme un diverticulum spécial, une sorte de vas aberrans exceptionnellement dilaté; et Cruveilhier, avec son génie d'observation, n'avait-il pas reconnu et écrit depuis longtemps déjà, que la vésicule biliaire et le canal cystique sont des parties surajoutées aux voies biliaires, à travers lesquelles la bile peut presque indifféremment passer ou ne pas passer, sans qu'il en résulte le moindre inconvénient pour la circulation de la bile et pour la digestion ?

Cependant l'étude des voies biliaires dans la série animale nous a conduit à une autre conception du rôle de la vésicule biliaire.

Elle représente simplement, suivant nous, la partie moyenne dilatée d'un canal biliaire collatéral s'étendant de la partie moyenne du foie au cholédoque ou directement à l'intestin.

Lorsque le canal collatéral existe à l'état de complet développement, son segment inférieur est le canal cystique, son segment moyen la vésicule biliaire, et son segment supérieur le ou les conduits hépato-cystiques (vautour, hibou, etc.).

Dans ce cas, la vésicule sert de canal biliaire : elle est peu ou pas dilatée.

Dans un autre groupe d'animaux (hérisson), on observe le fait très remarquable que le conduit hépato-cystique est tantôt oblitéré, tantôt béant, et la vésicule ne remplit donc ses fonctions de canal que dans certains cas.

Ces animaux ménagent la transition entre les animaux du premier groupe et l'homme, chez qui le conduit hépato-cystique a complètement disparu. Seul, le segment moyen et le segment inférieur du canal collatéral persistent, et n'ont pas de fonctions spéciales, mais le cul-de-sac de ce conduit borgne s'est dilaté par suite de la poussée continuelle de la bile, par le même mécanisme que le cœcum sous la poussée des matières intestinales, et encore plus, parce qu'il n'y a pas dans la paroi de la vésicule de bandelettes solides capables de résister à la pression de la bile.

La vésicule biliaire ne serait donc, suivant nous, qu'un

vestige d'une disposition existant chez certains animaux inférieurs. Primitivement cylindrique, elle n'aurait acquis ses dimensions et sa forme spéciale que sous l'influence de certaines conditions physiologiques particulières.

Ses dimensions et sa forme sont susceptibles de se modifier en même temps que les conditions physiologiques. Il resterait à démontrer pourquoi seule la partie ultime de ce vestige du canal collatéral se dilate, tandis que le conduit cystique conserve sa dimension. C'est peut-être dans l'existence d'un sphincter de la vésicule que se trouve la réponse à cette question.

2e Objection. — La cholécystectomie est, dit-on, un traitement irrationnel de la lithiase biliaire. Elle ne remplit pas l'indication et n'amène pas de guérison radicale, car la vésicule n'est pas l'unique lieu de production des calculs.

Le problème de la pathogénie de la lithiase biliaire est loin d'être résolu, et je n'ai pas la prétention de vouloir élucider une question si controversée.

Un seul point nous intéresse, c'est le lieu de formation des calculs.

J'accorde volontiers que les calculs peuvent exister sur tous les points du réseau des voies biliaires; Lebert, Cruveilhier, Fauconneau-Dufresne, Senach, Frerichs, Murchison, Trousseau, Andral, Leboy, en ont cité des cas absolument incontestables; Baldayer, cité par Sommering, a rencontré des calculs dans les voies biliaires d'un homme dépourvu de vésicule.

Chez le cheval, où le réservoir de la bile manque, on trouve parfois des calculs dans les conduits hépatiques.

Cependant je dois me hâter d'ajouter que la présence de calculs dans la substance du foie, est d'une rareté excessive, puisque, sur huit mille autopsies faites avec le plus grand soin, par M. Wehenken à Bruxelles, on n'en trouve pas une seule observation, et que dans les trente-trois volumineux bulletins publiés par la Société anatomo-pathologique de cette ville, jusqu'en 1885, il en existe un seul cas.

J'ai parcouru les bulletins de la Société Anatomique de Paris, des trente dernières années, et le résultat de mes recherches a été négatif.

Cependant, dans la séance du 5 mars 1875, M. Cuffer a présenté un calcul intra-hépatique; mais il s'agissait simplement, comme le faisait remarquer M. Charcot, qui présidait la séance, d'un calcul qui était sorti de la vésicule par une ulcération, et était allé s'incruster sur la face inférieure du foie.

Les calculs intra-hépatiques ne sont-ils pas du reste qualifiés par Charcot, de calculs « exotiques » ?

Pour ce maître, en effet, ils ne seraient autres que des calculs formés dans la vésicule, qui, ne trouvant pas d'issue par le canal cholédoque, remonteraient par le canal hépatique, jusque dans le foie, où ils s'enclaveraient.

Mais cette opinion ne peut guère s'appliquer qu'aux calculs trouvés dans les cas de dilatation des voies biliaires consécutives à l'obstruction du cholédoque. En dehors de cette dilatation, il n'est guère admissible

qu'un calcul sorti du canal cystique (3 mill. de diamètre), remonte dans le canal hépatique (3 à 4 mill.),
tandis que le cholédoque mesure un calibre double,
(6 à 8 mill.)

Or, dans les cas de Cruveilhier, Lebert, Senach,
Andral, Trousseau, il n'existait pas d'obstacles à l'é-
coulement de la bile au niveau des gros canaux excréteurs, et le fait plus haut cité de Buldinger, ainsi que
les observations faites sur les chevaux, qui n'ont pas de
vésicule, ne laissent pas le moindre doute sur l'existence
des calculs biliaires intra-hépatiques. Mais ce qui intéresse en réalité, ce sont les manifestations, les accidents
de la lithiase biliaire.

Or, dans les cas cités, jamais, que nous sachions,
on n'a observé de troubles morbides révélant, du vivant
du malade, la présence de ces calculs intra-hépatiques.

Ils se forment dans de petites cavités isolées, provenant de la dilatation des canaux intra-hépatiques, et ils
y restent enclavés, amenant là tout au plus les
désordres d'un corps étranger ordinaire. Aussi sont-ils
d'un intérêt beaucoup moindre pour le clinicien que
pour l'anatomo-pathologiste, et leur existence possible
ne saurait arrêter le chirurgien qui veut procéder à
l'ablation de la vésicule biliaire.

Du reste, les faits sont là, assez nombreux déjà. Chez
tous les calculeux opérés jusqu'à ce jour, la guérison de
la lithiase s'est maintenue radicale.

Je ne crains pas de l'affirmer, bien que l'on soit
venu, avec de grands frais de mise en scène, citer

un fait de récidive de lithiase biliaire après un cas de cholécystectomie.

C'est l'observation de Dixon. Les traductions que l'on en a faites dans plusieurs mémoires nous faisaient croire à une récidive. J'ai voulu avoir le texte original, et voici la traduction fidèle et complète de la note de Dixon (13).

OBSERVATION DE DIXON.

Communication sur un cas de rupture de la vésicule biliaire ; cholécystectomie. — Dans la suite, signes d'obstruction du cholédoque dû à la présence d'un calcul enclavé, passé inaperçu. — Mort.

Dans la nuit du 20 août 1886, étant ivre, un homme de 32 ans tomba d'un troisième étage dans la cave, par la cage de l'ascenseur. Il était dans le coma lorsqu'on le releva pour le transporter dans sa chambre. Au moment où je le vis, quelques heures après l'accident, il était un peu revenu à lui, mais venait d'être pris de vomissements, et se plaignait de douleurs très vives dans l'abdomen.

Il avait en outre quelques signes de commotion cérébrale ; on lui fit une injection sous-cutanée avec un mélange de morphine et d'atropine, et bientôt après il était en état de répondre à nos questions.

Il n'avait aucun souvenir d'être tombé dans la cage de l'ascenseur, mais il accusait continuellement de très fortes douleurs dans la région du dos et des lombes, et particulièrement dans l'hypochondre droit.

L'examen révéla une sub-luxation de la neuvième et de la dixième côte, et une fracture de l'apophyse épineuse de la dixième vertèbre dorsale. Sur le dos et la jambe gauche se trouvaient de larges ecchymoses.

Le lendemain matin, 2, il se plaignait surtout de douleurs très vives, revenant par instants dans la région de l'hypochondre droit. Temp. 38°, avec un nombre de pulsations parallèle, et pouls très fort. Le reste de l'abdomen était toujours un peu sensible, ce qui n'a rien d'étonnant à la suite d'un pareil traumatisme.

Il ne survint pas de modification notable dans son état jusqu'au 28, où le thermomètre monte brusquement à 39°. La douleur était toujours localisée à la région lombaire droite, mais il était survenu en outre un léger degré de tympanisme généralisé. Un examen sérieux par la palpation et la percussion révéla l'existence d'une tuméfaction légère, située un peu au-dessus du cæcum. Pensant que je pouvais avoir affaire à une pérityphlite déjà suppurée, en raison de cette élévation de température accompagnée de frissons, je ponctionne la tumeur et je retire une certaine quantité de liquide rouge jaunâtre, rappelant les caractères physiques de la bile. La question se posait alors de savoir si le liquide provenait d'un épanchement sanguin modifié par la sérosité péritonéale, ou d'un épanchement de bile.

Le problème fut bientôt résolu, le liquide retiré ayant manifestement la saveur spéciale de la bile. Il devint alors évident pour moi que dans la chute il s'était produit une rupture de la vésicule ou de l'un des canaux biliaires, et peut-être du foie, et que la bile s'était épanchée en dehors du péritoine, derrière le bord postérieur du côlon ascendant. Je me décidai à faire une incision exploratrice, dans l'après-midi du 28, avec la bienveillante assistance du docteur Sims.

Je fis l'incision de Langenbuch ; la cavité abdominale ouverte, on se trouve en présence d'une tuméfaction inflammatoire, du volume d'un œuf de poule, fortement teintée de bile.

La vésicule était complètement vide, et logée dans une rainure que présentait la partie supérieure de la tumeur.

Je romps les adhérences qui unissaient le côlon et la portion rétro-péritonéale du duodénum, et les canaux sont ainsi mis à nu. Je les ménage avec soin. Je ne trouve pas de calculs dans leur intérieur. La vésicule est ensuite séparée du foie, et, en présence d'une rupture aussi étendue et des chances minimes de succès d'une suture simple, je me décide à faire l'extirpation complète. Après avoir lié solidement le canal cystique avec un gros fil de soie phéniqué, j'enlève la vésicule partie au bistouri, partie au thermocautère. J'amène les tissus adjacents sur le pédicule et les suture au catgut. Je ferme la plaie abdominale par un double plan de sutures, les profondes avec le catgut, les superficielles à la soie. Sans vouloir entrer dans tous les détails et les précautions prises, je puis dire que j'ai appliqué toutes les règles de l'antisepsie.

Dans la cavité péritonéale n'avaient pénétré que des éponges, préalablement stérilisées et exprimées dans une solution phéniquée chaude.

Le malade fut pris, à la fin de l'opération, de nausées et de vomissements dus probablement à l'agent anesthésique.

La journée fut bonne, le lendemain aussi. Le thermomètre marquait 38°, chiffre qu'il ne dépassa jamais, jusqu'au 7 septembre, dix jours après l'opération. Le soir, le malade eut 39°. Le premier pansement avait été fait la veille. La plaie était réunie par première intention, le même jour survint une diarrhée légère, qui s'accrut beaucoup le lendemain, malgré un traitement énergique.

Les garde-robes étaient de couleur grise, paraissaient même légèrement purulentes, et ne renfermaient pas traces de pigments biliaires. Plus tard, elles devinrent très abondantes et involontaires. Déjà avant l'apparition de cette diarrhée, on avait noté une légère teinte ictérique du visage. L'ictère augmenta d'intensité, l'état s'aggrava progressivement et le malade succomba le 14 septembre, dix-sept jours après l'ablation de la vésicule, et vingt-cinq après l'accident. L'autopsie fut faite neuf heures après la mort. Dixon revient sur la teinte presque noirâtre de la presque totalité du corps, et sur la guérison complète de la plaie opératoire. A l'ouverture de l'abdomen, les intestins et le péritoine paraissaient très pâles, mais en réalité il n'y avait rien d'anormal dans la cavité abdominale. On constata seulement quelques adhérences entre le côlon ascendant et l'intestin grêle, très distendu par les gaz, et le péritoine pariétal.

Le pédicule du canal cystique fut trouvé intact, et encastré dans du tissu conjonctif hyperplasié, légèrement teint de bile. Le cholédoque et le canal hépatique étaient fortement distendus, le duodénum fut ouvert et une pression vigoureuse faite sur les canaux biliaires n'amena pas d'écoulement de bile dans l'intestin. Celui-ci n'en renfermait pas de traces, et ce ne fut qu'à grand'peine que l'orifice du cholédoque fut retrouvé. Au-dessus de cet orifice, on sentait à travers la paroi la présence d'un corps très dur dans la cavité, et en effet, la paroi duodénale ayant été sectionnée, on put enlever deux calculs du volume d'une noisette. La paroi du canal était dure, épaissie par le travail inflammatoire qui s'était produit, et elle présentait même une ulcération au niveau d'un des calculs.

Les canaux biliaires étaient très dilatés, et contenaient un liquide gélatineux. Le foie présentait un degré d'atrophie moyen. Le contenu de l'intestin était grisâtre, et renfermait des débris provenant de la desquamation de la muqueuse.

Léger degré de néphrite parenchymateuse ; infarctus hémorrhagique dans la couche corticale des reins (1).

Je ne nie pas que l'interprétation des faits constatés ne soit difficile. Cependant je ne puis pas admettre, comme l'ont prétendu les adversaires de la cholécystectomie, qu'il se soit formé dans les canaux intra-hépatiques, immédiatement après l'opération, dans les vingt-quatre ou quarante-huit heures qui ont suivi, deux calculs assez volumineux pour oblitérer complètement la lumière du cholédoque, car c'est bien de cela qu'il s'agit.

L'ictère s'étant manifesté quatre à cinq jours après l'intervention, c'est bien dans les premières heures qui ont suivi, que l'obstruction s'est établie, complète.

N'est-il pas plus rationnel d'admettre que les calculs se trouvaient dans le cholédoque au moment de l'opération ?

L'examen des canaux biliaires extra-hépatiques a cependant été fait, et n'a rien révélé, mais un examen

(1) Dixon fait suivre cette observation des réflexions suivantes, très dignes d'attention :

« Un examen des canaux biliaires que nous jugions suffisant avait été fait, avons-nous dit, et nous n'avions pas trouvé de calculs. Je crois maintenant que les calculs se trouvaient dans la vésicule biliaire au moment de l'accident, et avaient été projetés dans le canal cholédoque, assez bas pour passer inaperçus. Je regrette beaucoup que les calculs aient échappé à notre examen, ce qui nous aurait permis de les retirer et d'assurer ainsi la guérison du malade.

Au moment où l'ictère apparut, j'avais formé le projet de rouvrir l'abdomen pour aller à la recherche de l'obstacle qui s'opposait à l'arrivée de la bile dans l'intestin. Mais je m'arrêtai ensuite à la pensée que cette oblitération était due à un processus inflammatoire de la muqueuse du cholédoque, et qu'elle ne serait que momentanée, et je me décidai à attendre.

Arriver au niveau du point d'abouchement du cholédoque dans l'intestin est beaucoup plus difficile qu'on ne le croit généralement, et ceux qui en feront l'essai pourront s'en convaincre. L'expérience est un maître amer, mais incomparable.

certainement insuffisant, puisque Dixon lui-même in-
titule la communication : « Cholécystectomie suivie de
signes d'obstruction du cholédoque par un calcul
passé inaperçu », et finit ses réflexions par les considérations suivantes : « Je regrette beaucoup que les
calculs n'aient pas été trouvés et enlevés, ce qui aurait
sauvé le malade. »

Il reconnaît lui-même de très bonne foi n'avoir fait
qu'un examen très incomplet du cholédoque, et
s'excuse en disant qu'arriver au point d'abouchement
du cholédoque dans le duodénum est chose plus difficile qu'on ne croit. Depuis quand les calculs séjour-
naient-ils dans le cholédoque ? Avant l'accident, le
malade n'accusait aucuns signes d'obstruction du cholédoque. « Je crois maintenant, écrit Dixon, que les
calculs étaient dans la vésicule biliaire au moment de
l'accident, et avaient été chassés dans le canal cholédoque, où ils ont échappé à notre examen. »

Pour moi, j'admettrais plus volontiers que les calculs
venus de la vésicule se trouvaient déjà dans le cholédoque au moment où s'est produit l'accident, mais que
l'occlusion du cholédocque n'est devenue complète qu'à
la suite de l'inflammation traumatique, infectieuse ou
opératoire de sa paroi.

Mais il nous manque des éléments trop importants
pour étayer une appréciation de quelque valeur. Nous
ne savons rien des antécédents du malade, et cependant
il est certain qu'il avait déjà ressenti les troubles symp-
tomatiques d'une affection hépatique : nous n'en voulons pour preuve que l'existence de cette atrophie du

foie signalée à l'autopsie. Les voies biliaires étaient certainement malades depuis longtemps, et la paroi de la vésicule altérée : ce qui expliquerait la rupture de la vésicule à la suite d'un traumatisme, lésion exceptionnelle et presque inconnue.

Dans tous les cas, ce n'est pas avec un fait de ce genre insuffisamment observé et des arguments de cette valeur, que l'on peut mettre en doute l'efficacité absolue de la cholécystectomie dans le traitement de la lithiase biliaire, lorsque cette efficacité est parfaitement démontrée par toutes les autres observations.

III° objection. — Après avoir prétendu que la cholécystectomie était une opération anti-physiologique, puis une opération irrationnelle et inutile, ses adversaires l'ont dite presque irréalisable de par les difficultés énormes du manuel opératoire, et, dans tous les cas, très dangereuse.

M. Lefebvre doute de la solidité de la ligature appliquée sur le canal cystique, parce qu'il y a adossement de deux muqueuses, et que l'adhérence de deux surfaces muqueuses mises en contact ne se constitue que difficilement. Mais pour assurer cette réunion, on a parfois recroquevillé et suturé les lèvres de la plaie de la séreuse qui enveloppe le canal cystique. Il faut même dire que cette précaution n'est pas nécessaire, et que les doutes soulevés par M. Lefebvre sont chimériques. Les résultats déjà obtenus ont jugé cette question.

Ce n'est que dans le cas où le canal cystique a été lacéré, contusionné par le contact des calculs volumineux à angles aigus et par les manœuvres opératoires que la suture peut glisser.

J'ai déjà examiné les suites de cet accident : elles ne sont pas aussi graves qu'on a bien voulu le dire, surtout lorsque le drainage a été fait.

Les quelques expériences qui sont relatées à la fin de notre travail, dans l'appendice, achèveront de convaincre le lecteur.

CHAPITRE VI

DE L'INTERVENTION CHIRURGICALE DANS LES MALADIES DES VOIES BILIAIRES

Sommaire : Trois grandes méthodes :

1° Cholécystotomie.
2° Cholécystentérostomie.
3° Cholécystectomie.

Avantages et inconvénients en les considérant exclusivement au point de vue opératoire.

Exposé sommaire des maladies de la vésicule et des canaux biliaires extra-hépatiques.

Discussion de la valeur de chacune des trois méthodes dans les diverses maladies.

De cet exposé se dégagent naturellement les indications et les contre-indications de la cholécystectomie.

L'intervention chirurgicale a déjà pris depuis quelques années une très grande place dans la thérapeutique des affections des voies biliaires et nombreuses sont les méthodes proposées.

L'on peut néanmoins, négligeant les modifications de détail, les ramener toutes aux trois suivantes :

1°) La vésicule est ouverte et suturée à la paroi abdominale.

2°) On l'abouche dans l'intestin, soit pour éviter la stagnation de la bile dans la vésicule, soit pour remédier à l'oblitération du cholédoque.

3°) L'on supprime radicalement l'organe.

Ces trois méthodes sont connues sous les dénominations de cholécystotomie, cholécystentérostomie, cholécystectomie.

La double ligature du canal cystique complétée par la section entre les deux fils a été préconisée par Zielewics et a pour objectif la suppression physiologique de la vésicule. Mais par ce procédé n'ouvre-t-on pas la porte à l'hydropisie ou à l'empyème de cet organe? n'est-ce pas s'exposer d'autre part à la chute de la ligature du canal cystique et à ses accidents redoutables dans ce cas où le drainage n'est pas fait?

Je veux proscrire de même la cholélithotripsie. Cette méthode brutale, qui a donné quelques succès entre les mains d'opérateurs plus heureux que prudents, compte déjà à son passif bien des catastrophes; et malgré l'autorité de Kocher qui s'en est fait le défenseur, elle ne saurait s'acclimater en France. L'instrument lithotriteur peut sans doute être perfectionné et devenir à peu près sûrement inoffensif pour la couche externe des canaux biliaires; mais la muqueuse sera toujours exposée aux déchirures produites par les fragments irréguliers des pierres écrasées.

Je repousse pour la même raison toutes les tentatives de fragmentation des calculs par les pressions digitales violentes. Cependant l'on peut et l'on doit, à l'exemple de M. Périer, essayer par des manœuvres digitales méthodiques et douces de faire cheminer jusque dans la vésicule les pierres arrêtées dans le canal cystique ou le cholédoque. Mais il ne s'agit plus là d'une méthode spéciale; cette manœuvre peut être utilisée dans l'un ou l'autre des trois modes d'intervention que nous avons à décrire.

L'examen des trois grandes méthodes qui méritent d'être conservées doit être fait, si je ne me trompe, sous deux points de vue distincts.

Me plaçant d'abord au point de vue exclusivement opératoire — je pourrais dire immédiat — je dois exposer leurs difficultés et leurs dangers.

Il me faut étudier en deuxième lieu la valeur théra peutique de chacune d'elles dans les diverses affections qu'elles ont la prétention de guérir.

Ne pouvant étudier en détail les deux opérations rivales de la cholécystectomie, je me bornerai à quelques considérations qui me permettront d'établir la comparaison de laquelle se dégagera notre ligne de conduite.

La cholécystotomie est la première en date. Préconisée depuis longtemps par J.-L. Petit, dans un mémoire resté célèbre, elle est pratiquée pour la première fois par Bobbs en 1867, puis en 1878, par Marion Sims et s'est déjà vulgarisée partout.

Les procédés de cholécystotomie ne se comptent plus; mais on peut les ramener à cinq :

Cholécystotomie en 1 temps.

a) La vésicule est suturée à la paroi abdominale, et ouverte immédiatement (M. Sims, L. Tait.)

b) La vésicule est ouverte, vidée, puis refermée et abandonnée dans l'abdomen. Cholécystotomie idéale (Spencer Wells, Küster).

Cholécystotomie en 2 temps.

c) Dans un 1er temps on provoque des adhérences de la vésicule à la paroi. Au septième ou huitième jour on incise la paroi et la vésicule au niveau des adhérences (Bloch, Bardenheuer).

d) La vésicule est d'abord fixée à la paroi par un double plan de sutures. Au huitième jour, incision de la vésicule, évacuation de son contenu et suture de sa paroi (Senger).

Procédé mixte.

Langenbuch propose de faire en une seule séance l'opération de Senger. C'est en réalité une cholécystotomie en 1 temps.

Je ne discuterai pas la valeur de la cholécystotomie idéale dont la mortalité était effrayante et qui est abandonnée avec raison. Quant aux trois derniers procédés, ils n'ont guère fait leurs preuves et le premier reste le plus généralement employé.

Ecoutons les partisans de la cholécystotomie : cettte opération, disent-ils, est d'une bénignité remarquable ; elle est courte, d'une exécution facile. Ici point d'adhérences solides à détruire, pas de manœuvres prolongées et dangereuses à exécuter dans l'intérieur de la cavité abdominale ; nulle crainte de laisser le contenu des voies biliaires souvent infectées se répandre dans la péritoine. En résumé pas d'hémorragie, pas d'écoulement de bile dans l'abdomen, pas de septicémie.

Et lorsque les phénomènes morbides se sont évanouis, la vésicule se renferme presque toujours spontanément ou à la suite d'une très légère intervention et l'intéressé sort intact de cette crise, en possession d'un organe redevenu parfaitement normal.

Avec la cholécystectomie, disent-ils encore, vous faites une opération très délicate, très laborieuse, très longue, vous vous exposez, quelle que soit votre habileté, à commettre bien des méfaits ; reportez vous au dessin qui représente l'anatomie de la région : il suffit d'un écart de un à deux centimètres, de votre propre aveu, pour léser des organes dont la blessure peut entraîner la mort.

L'hémorragie, qui est toujours redoutable, peut devenir mortelle.

L'écoulement de bile est fréquent et provoque une péritonite presque toujours fatale.

La septicémie est souvent le résultat des fautes presque forcément commises en raison de la longueur et de la difficulté extrêmes des manœuvres.

Et quel est donc le résultat auquel vous aspirez au prix de tant d'efforts, à travers tant de dangers? A supprimer brutalement un organe dont l'utilité est certaine...

Tel est le langage des partisans de la cholécystotomie.

Ma réponse sera courte.

Pour être édifié sur l'inanité de leur dernier argument, il suffit de se reporter au chapitre précédent.

Je reprendrai rapidement les autres pour en établir la valeur exacte.

« La cholécystotomie, à l'encontre de l'opération de Langenbuch, est à la portée de tous ». — Je pourrais répondre simplement que je m'adresse aux chirurgiens quelque peu familiers avec les laparotomies et non pas aux inexpérimentés et aux maladroits. Mais je prétends que tout opérateur quelque peu exercé et possédant des notions anatomiques précises peut mener à bien l'extirpation de la vésicule. L'on s'en convaincra facilement en lisant le chapitre que je consacre au manuel opératoire. Quant à cette blessure tant redoutée d'organes importants, elle est sans doute possible; mais en procédant avec quelque prudence, on l'évite aisément, puisqu'elle n'a pas été signalée une seule fois dans les observations publiées de cholécystectomie.

Reste à discuter sans parti pris le danger de l'hémorragie, de la septicémie et de l'écoulement biliaire.

Il n'est pas de considérations théoriques qui vaillent l'enseignement des faits observés. Or dans les 78 observations par moi connues d'ablation de la vésicule, il ne se trouve pas un seul cas de mort, je dirai plus, aucun accident sérieux, qui soit imputable à l'hémorragie. Voilà, je pense, une simple constatation qui vaut les longs discours que les théoriciens écrivent sur les dangers de l'hémorragie dans la cholécystectomie.

L'écoulement de bile a été, j'en conviens, plusieurs fois noté à la suite de l'opération de Langenbuch. mais il n'a pas de conséquences fâcheuses si l'on a pris soin de faire le drainage. On peut s'en convaincre en se reportant au chapitre précédent. Quant à la péritonite septique, celle qui succède à l'infection des voies biliaires, sera prévenue par la présence du drain; et celle beaucoup plus fréquente à mon avis, qui vient de l'extérieur, peut se produire également à la suite de la cholécystotomie.

Mais ici, dira-t-on, l'on évite d'introduire la main dans la cavité abdominale et le danger devient ainsi à peu près nul. Je ne puis accepter cette abstention; il est toujours nécessaire d'explorer les voies biliaires, même dans le cas de simple ouverture de la vésicule; si l'on néglige cet examen, l'on s'expose à ne faire qu'une intervention inutile. Mais dès lors l'avantage prétendu de la cholécystotomie disparaît.

Sans doute lorsqu'on fait l'ablation de la vésicule l'abdomen reste un peu plus longtemps exposé à l'air —

dont la septicité est au moins douteuse — sans doute les mains de l'opérateur et de l'aide séjournent davantage dans la cavité péritonéale. Mais si les manœuvres sont exécutées par un chirurgien vraiment aseptique, sa main ne contaminera pas plus le péritoine en une heure qu'en une demi-heure. Cependant je conviens que la question de quantité de matière septique — car les mains ne peuvent jamais être considérées comme mathématiquement aseptiques — a une réelle importance et que de ce fait la cholécystotomie présente un léger avantage sur la cholécystectomie.

Mais n'a-t-elle pas aussi ses côtés faibles, et ne devons nous pas les mettre en relief — sans parti pris — pour exposer toutes les pièces du procès?

Il faut d'abord signaler certains cas où la cholécystotomie est d'une exécution à peu près impossible.

Que l'on veuille bien se rappeler les quelques considérations anatomiques que nous avons présentées sur la situation exacte de la vésicule biliaire. Nous avons noté que sur plus du quart des sujets, cet organe est entièrement caché sous la face inférieure du foie et n'affleure pas le bord antérieur de celui-ci. Pour pratiquer sur ces sujets la cholécystotomie, il eût fallu faire basculer le foie et exercer sur la vésicule des tiraillements d'une violence extraordinaire qui auraient compromis singulièrement le succès de l'opération.

Mais à côté de ces faits, il en est d'autres assez nombreux où la vésicule a des parois tellement altérées et friables qu'elle ne peut pas soutenir la moindre suture. Faire la cholécystotomie dans un pareil cas, n'est-ce pas ouvrir la porte aux plus graves complications — que l'on avait la prétention d'éviter?

Le danger que je signale ici n'est pas chimérique. J'ai par devers moi des faits où la suture de la vésicule a éclaté en plusieurs points et permis à son contenu de se répandre dans le péritoine, amenant bientôt une terminaison fatale. Le péril est d'autant plus redoutable que le drainage n'ayant pas été fait, rien ne peut le conjurer. L'on n'aura pas de peine à concevoir que cet accident se produira fréquemment dans ces cas, si l'on songe aux tiraillements fatalement exercés sur les lèvres de la plaie vésiculaire par les efforts de toux ou de vomissements, ou même par les mouvements respiratoires exagérés.

Cette dernière cause agit dans une mesure moindre que les précédentes, mais par contre elle agit d'une façon continue.

Il m'est difficile de dire dans quelle proportion la vésicule biliaire présente dans les cas justiciables de la cholécystotomie des altérations assez avancées pour exposer à ce danger. Le fait doit être assez fréquent, puisque la vésicule n'est peut-être jamais normale dans le cas où se pose la question de l'intervention chirurgicale.

Pas plus que l'opération de Langenbuch, la cholécystotomie ne met donc à l'abri de l'écoulement biliaire et de l'infection péritonéale. Je ne crains même pas de dire que ces accidents sont ici plus redoutables, parce qu'on ne les rapporte souvent à leur véritable cause que lorsqu'il est trop tard pour intervenir. D'ailleurs cette intervention ne peut guère donner de résultats, tandis que dans la cholécystectomie le drainage bien fait peut rendre négligeables l'écoulement de la bile et l'infection du péritoine.

N'est-il pas juste de signaler en terminant les ennuis qu'entraîne pour le malade l'existence d'une fistule biliaire dont l'occlusion demande souvent plusieurs mois et plusieurs années, qui parfois ne se fait pas, même après des interventions actives — si bien qu'en fin de compte l'on est obligé, comme dans la huitième observation de Langenbuch de recourir à la cholécystectomie? Ces ennuis sont souvent sérieux; outre que cet écoulement continu et prolongé de la bile au dehors peut amener des troubles de la digestion et une altération de l'état général du malade, ne lisons-nous pas dans une observation de Williet que son opéré de cholécystotomie a succombé à des complications locales, survenues tardivement autour de la fistule!

Je crois en avoir dit assez pour faire accepter cette proposition : la cholécystectomie telle qu'elle est pratiquée par mon maître, M. Terrier, ne présente pas une gravité opératoire plus grande que la cholécystotomie.

La modification introduite par M. Terrier dans le manuel opératoire est de date trop récente pour que nous puissions dire exactement ce que deviendra la mortalité dans ces conditions. Mais j'ai déjà montré qu'entre les mains des chirurgiens français « ayant des prétentions justifiées à l'antisepsie », pour employer une expression de mon maître, M. Championnière, la cholécystectomie n'avait donné que des succès.

Et même, en prenant la statistique complète de cette opération qui a souvent été faite par des chirurgiens notoirement septiques, avec un manuel opératoire défectueux, nous voyons que le chiffre de la mortalité n'atteint pas 9 0/0 — tandis que la statistique générale de la cholécystotomie accuse une mortalité de 12 à 15 0/0.

J'ai démontré, si je ne me trompe, que nous n'étions pas autorisés à préférer la cholécystotomie à l'opération de Langenbuch, à moins que celle-ci ne permette pas d'atteindre le but que l'on poursuit par l'intervention chirurgicale dans les affections des voies biliaires. C'est ce que nous avons à rechercher.

Mais avant de passer à l'étude de ce deuxième point, je dois consacrer quelques lignes à l'examen critique de la troisième méthode — rivale des deux précédentes — la cholécystentérostomie ou l'abouchement de la vésicule biliaire dans l'intestin.

Dès l'année 1880, Winiwarter, ayant à traiter un cas d'occlusion du cholédoque et reconnaissant bien que la création d'une fistule cutanée n'était qu'un traitement palliatif, conjurant les accidents immédiats sans assurer l'avenir, voulut mettre à exécution l'idée déjà émise par Nussbaum d'aboucher la vésicule dans l'intestin. Je ne veux pas indiquer ici le procédé qu'il employa, me bornant à renvoyer à la si consciencieuse étude que mon excellent ami H. Delagenière a faite de la cholécystentérostomie.

L'on y verra que le premier essai ne donna pas de résultats, qu'on en fit un deuxième, puis un troisième

et que le but ne fut atteint qu'après une sixième intervention ; encore faut-il noter que la guérison ne suivit
pas immédiatement l'action chirurgicale et qu'elle survint spontanément quelque temps après. Le traitement
avait duré deux ans.

Depuis, son manuel opératoire a été perfectionné, et
cette opération qui a été répétée six fois a toujours été
menée à bien, à l'exception d'un seul cas.

La communication de la vésicule a été établie tantôt
avec le gros intestin, tantôt avec le jéjunum et dans un
seul cas avec le duodénum par mon maître, M. Terrier.
Le gros argument derrière lequel se retranchent ceux
qui préconisent cette opération est d'ordre physiologique. La cholécystotomie, disent-ils, amène la bile au
dehors ; la cholécystectomie supprime le réservoir où
elle doit s'accumuler dans l'intervalle des repas ; seule
la cholécystentérostomie ne trouble en rien l'harmonie
de l'organisme. Mais si cette opération doit être préférée
à ce point de vue à la cholécystotomie, elle ne présente
aucun avantage sur l'opération de Langenbuch ; car
aussi bien que dans cette dernière méthode, la vésicule
biliaire, en tant que réservoir, est supprimée et l'écoulement de la bile se fait d'une façon continue dans l'intestin.

Ses partisans la déclarent bénigne, mais il est bien
difficile, croyons-nous, de porter un jugement définitif
sur une opération qui n'a encore été faite que sept fois,
et l'on ne peut pas accorder un très grand crédit à une
statistique portant sur un aussi petit nombre de faits.

La mortalité opératoire ne serait que de 14 0/0 ; elle

est donc à peu près celle de la cholécystotomie, mais supérieure à celle de la cholécystectomie qui n'atteint pas 9 0/0.

Mais je le répète, ce n'est pas avec ces chiffres que l'on peut établir les résultats immédiats de cette méthode, et il est de toute nécessité de réserver son jugement.

Cependant ce que tout le monde nous accordera, je pense, c'est que l'opération est d'une difficulté très grande, d'une difficulté telle que les chirurgiens les plus habiles et les mieux avisés ne sont jamais absolument sûrs de la solidité de tous les points de leur suture.

Et que l'on veuille bien réfléchir aux conséquences de la plus petite faute opératoire. Le contenu de l'intestin s'écoulera dans le ventre et amènera à peu près fatalement une péritonite mortelle. Sans doute le manuel opératoire pourra devenir plus simple et mieux réglé, les opérateurs eux-mêmes plus familiers avec les diverses manœuvres, mais l'on restera toujours en droit de soutenir que la difficulté et le danger sont ici plus grands que dans la cholécystectomie; et l'on n'aura recours à cette méthode — dont l'avenir est moins brillant qu'on ne l'a dit — que lorsque les deux autres ne répondront pas aux indications et que l'on aura en quelque sorte la main forcée.

N'est-ce pas faire une concession que de clore cette discussion en acceptant qu'au point de vue des résultats immédiats aucune de ces méthodes ne s'impose à l'exclusion des deux autres; je fais cette concession beaucoup plus volontiers, je l'avoue, aux partisans de la cholécystotomie.

Mais s'il en est ainsi, c'est uniquement par l'étude de la valeur thérapeutique de chacune d'elles dans les diverses maladies des voies biliaires, justiciables d'une intervention chirurgicale, que nous arriverons à fixer notre choix.

Il me paraît donc nécessaire de passer ces maladies en revue. L'histoire pathologique des voies biliaires extra-hépatiques doit être complètement remaniée d'après les résultats fournis par la bactériologie, et il n'existe pas encore de classification acceptable de leurs affections.

Peut-être se trouvent-elles assez naturellement groupées dans le tableau suivant :

1° Lésions traumatiques.

2° Lésions inflammatoires : simples ou spécifiques (tuberculeuses, typhiques, etc.)

3° Troubles de circulation biliaire amenant : *a*) hydropisie. *b*) empyème. *c*) tumeur biliaire.

4° Coliques biliaires.

5° Lésions organiques.

6° Névralgies essentielles de la vésicule (existent-elles ?)

Il me semble qu'en nous plaçant à un point de vue exclusivement pratique et chirurgical, on peut classer les affections des voies biliaires extra-hépatiques en trois groupes :

a) Il existe une solution de continuité, traumatique ou spontanée.

b) Il existe une tumeur.

c) Il n'y a que des troubles fonctionnels.

1°) *Il existe une solution de continuité.*

Cette lésion peut succéder à un traumatisme ; elle est

alors rarement isolée. Cependant l'on conçoit qu'un instrument tranchant qui pénètre au niveau de l'extrémité antérieure du dixième cartilage intercostal droit puisse n'intéresser que la vésicule; et d'autre part nous avons vu que le sujet dont parle Dixon ne présentait pas d'autre lésion viscérale qu'une rupture traumatique de cet organe. Je veux néanmoins noter en passant l'extrême rareté de ces ruptures traumatiques, et après avoir lu attentivement l'observation de Dixon, je suis arrivé à me convaincre que la paroi vésiculaire était déjà altérée au moment où est survenu l'accident.

Les perforations spontanées succèdent à l'angiocholite, que celle-ci soit liée à la lithiase biliaire ou qu'elle soit de nature spécifique, particulièrement typhique. Elles surviennent parfois à la suite d'une distension exagérée de l'organe, la cause mécanique s'ajoutant dans ce cas à la lésion de la paroi pour amener l'accident.

Lorsque la perforation est produite par un traumatisme, elle est rarement isolée et il est bien difficile de dégager ses symptômes propres du tableau clinique si complexe des grands traumatismes abdominaux. Mais même dans ce cas, le point d'application de la force vulnérante, l'existence d'une douleur nettement localisée au niveau de l'extrémité antérieure du dixième cartilage intercostal du côté droit, la décoloration complète ou relative des selles, pourraient peut-être faire soupçonner la lésion. Ces symptômes prennent une signification plus grande lorsqu'ils sont réunis et qu'ils constituent à eux seuls le tableau clinique.

Bientôt vont éclater des accidents péritonitiques, même

dans le cas où la vésicule est seule blessée, non parce que la bile est septique, mais parce que l'infection viendra de l'intestin et l'indication se posera d'agir alors, si l'on n'est pas intervenu d'emblée par la laparotomie.

Quelle est la ligne de conduite à suivre dès que la blessure de la vésicule est reconnue? Faut-il la suturer et l'abandonner dans le ventre? mais n'est-ce pas faire une cholécystotomie idéale, opération universellement proscrite en raison de ses dangers, auquel s'ajoute ici le danger immédiat d'une péritonite, puisqu'on réduit un organe, déjà infecté probablement dans une certaine mesure? L'amener contre la paroi et suturer les lèvres de la plaie à celle-ci ne serait pas échapper à ce dernier danger, puisqu'on laisserait toujours dans le ventre un foyer d'infection.

N'est-il pas cent fois préférable d'enlever l'organe, de faire la toilette du péritoine et de terminer par le drainage?

Ces raisons doivent encore nous guider, ce me semble, lorsque la rupture succède à une distension exagérée de la vésicule. Je ne veux pas insister sur le tableau clinique et le diagnostic de ces perforations dont l'existence est loin d'être théorique, puisqu'il en existe d'assez nombreuses observations dans les traités classiques. Lorsque sur un malade porteur d'une tumeur liquide de la vésicule, la tumeur s'évanouit subitement et que sa disparition est bientôt suivie de phénomènes péritonitiques, le diagnostic de la rupture s'impose. Parfois cette perforation survient en pleine crise de coliques hépatiques. Les douleurs spéciales de celles-ci se modifient et le

malade présente bientôt tous les accidents d'une péritonite par perforation intestinale. Cependant les symptômes ne sont pas aussi subitement graves que dans ce
dernier cas; mais le diagnostic sera surtout dicté par les
conditions dans lesquelles cette péritonite est survenue.
Pour moi, dès que cette perforation sera soupçonnée,
je crois que l'on peut et que l'on doit intervenir hâtivement par la laparotomie et faire l'ablation de la vésicule,
la toilette du péritoine et le drainage.

Ici se pose un problème encore plus délicat à résoudre, c'est celui de l'opportunité d'une intervention chirurgicale lorsque la perforation survient dans le cours
d'une fièvre typhoïde. Le fait n'est pas absólument rare.
Les voies biliaires sont souvent envahies par le bacille
typhique et parfois le diagnostic de perforation intestinale porté pendant la vie a été remplacée après l'autopsie
par celui de perforation de la vésicule biliaire.

Ces deux lésions différentes surviennent à peu près à
la même époque et s'accompagnent de symptômes sensiblement les mêmes.

Peut-être encore ici cependant l'existence d'un point
douloureux localisé à l'extrémité antérieure du 10° cartilage intercostal droit, l'existence d'un ictère déjà noté,
trahissant l'envahissement des voies biliaires, la moindre brusquerie des accidents et leur gravité moindre au
début pourraient-elles faire soupçonner cette complication spéciale, à la possibilité de laquelle il faudra toujours songer.

Et le jour n'est peut-être pas très éloigné où à
l'exemple de quelques opérateurs étrangers et plus heu-

reux que ces derniers, j'ose l'espérer, les chirurgiens français se décideront à intervenir pour des accidents de ce genre. Mon ami Louis, qui vient de consacrer une intéressante revue à la question de l'intervention chirurgicale dans les perforations intestinales de nature typhique, tout en constatant la nullité des résultats obtenus jusqu'alors, n'hésite pas à se prononcer dans ce sens.

Dans le cas particulier qui nous intéresse, la gravité de l'intervention serait peut-être moindre et l'ablation, possible ici, de l'organe qui est le siège de la perforation, augmenterait les chances de guérison.

2o *Il existe une tumeur*

Dans ce deuxième chapitre se trouvent réunies les tumeurs liquides et les tumeurs solides. Les distinguer par leurs symptômes physiques ou rationnels n'est pas toujours aussi facile qu'on pourrait le penser. Au lieu de s'attarder à faire des ponctions exploratrices qui ne sont pas toujours sans dangers, il vaut peut-être mieux intervenir hâtivement, lorsqu'on hésite sur la véritable nature de la tumeur.

L'incision exploratrice, qui est le premier temps d'une intervention, doit être faite dès que l'on a reconnu la présence d'une tumeur; car si ses avantages sont peut-être légers dans le cas de tumeur liquide, elle est souvent la condition du succès lorsqu'il s'agit des tumeurs solides. Celles-ci sont en effet presque toujours malignes et leurs symptômes ne permettent guère de les reconnaître sûrement que lorsque leur extension aux organes voisins rend toute intervention impossible, seule l'incision exploratrice précoce peut nous permettre d'arriver à la période où les lésions sont encore bien limitées à la vésicule.

Quant au mode d'intervention, il n'est pas discutable, l'ablation de la vésicule est seule rationnelle.

Les tumeurs liquides beaucoup plus fréquentes sont au nombre de trois : l'hydropisie, l'empyème et la tumeur biliaire. Elles sont le plus habituellement liées à l'existence de la lithiase biliaire, mais le fait n'est pas constant du reste. La raison qui nous a déterminé à les décrire ici, c'est que les indications d'une intervention chirurgicale se tirent des caractères propres de la tumeur et non de sa cause première, quelle qu'elle soit,

La lésion décrite sous le nom d'hydropisie de la vésicule n'est pas une véritable hydropisie, pas plus que l'hydrocèle qui n'est bien certainement qu'une vaginalité subaiguë.

Dans cette conception, l'hydropisie et l'empyème de la vésicule représenteraient les deux stades d'une même affection.

La condition de leur développement est la même : l'oblitération complète ou presque complète du canal cystique. La composition de leur contenu ne les différencie pas complètement; je lis dans l'observation de M. Périer que la vésicule renfermait un liquide séreux dans lequel l'examen microscopique a révélé l'existence de quelques leucocytes. Est-il permis de penser que la bactériologie va les différencier définitivement? Cette question est actuellement à l'étude; mais il est intéressant de signaler qu'à la Société de biologie — dans une séance récente — nos maîtres et amis Gilbert et Girode ont signalé l'existence du bacille d'Etcherich (bacterium coli commune) déjà trouvé dans l'empyème, dans une vésicule dilatée dont les parois ne paraissaient pas malades ni le contenu anormal.

Je me crois donc autorisé, même en me plaçant au seul point de vue de la physiologie pathologique à réunir l'hydropisie et l'empyème. Ce rapprochement est légitimé par la clinique, car leurs symptômes sont à peu près les mêmes, et il faut revenir de cette erreur si accréditée, que l'empyème sera toujours facilement reconnu à la gravité de l'état général et à l'élévation de la température. Il me suffit, pour démontrer ce que j'avance, de rappeler l'observation de mes deux premières malades atteintes d'empyème sans que le thermomètre soit monté au delà de 37°.

Mais ce qui nous intéresse surtout, c'est le point de vue thérapeutique, le point de vue chirurgical.

Plusieurs méthodes de traitement sont en présence. L'on a proposé la ponction simple ou suivie d'injections modificatrices. Mais l'on ne peut espérer obtenir que très exceptionnellement des résultats et par contre les ponctions répétées dans le cas d'empyème et même d'hydropisie ne sont pas sans dangers.

La cholécystotomie a plusieurs fois été pratiquée pour des cas analogues. Suivie d'injections modificatrices, elle aurait donné quelques guérisons. Mais cet heureux résultat est très rare et n'a été obtenu le plus souvent qu'après de longs mois de traitement. Presque toujours la fistule cutanée persistera, à moins que par un heureux hasard l'occlusion du canal cystique ne disparaisse spontanément.

Quant à la cholécystentérostomie, elle ne nous paraît pas sérieusement discutable pour des cas de ce genre.

Mais quelle est donc la considération qui peut guider ceux qui veulent au prix des plus grands ennuis et avec des chances minimes de succès conserver une vésicule biliaire altérée, lorsqu'il est bien acquis aujourd'hui que cet organe à l'état d'intégrité est complètement inutile?

S'attarde-t-on, lorsqu'il s'agit d'un kyste de l'ovaire, à faire des ponctions répétées? ou bien s'est-on jamais avisé d'ouvrir simplement la poche kystique et de la suturer aux deux lèvres de la paroi lorsqu'on pouvait faire l'extirpation complète? Poser la question c'est la résoudre.

Et la réponse est la même lorsqu'il s'agit de l'hydropisie ou de l'empyème de la vésicule biliaire.

La cholécystectomie devra être toujours faite lorsqu'elle sera possible.

Je ne reviens pas ici sur les manœuvres nécessaires pour arriver à dégager le canal cystique, pensant avoir suffisamment insisté sur ce point en étudiant le manuel opératoire. Rappelons que puisqu'il existe toujours dans ce cas un certain degré d'angiocholite, il est particulièrement nécessaire de faire une désinfection soignée du moignon du canal cystique.

La tumeur biliaire se différencie presque toujours aisément des tumeurs liquides dont nous venons d'indiquer le traitement.

Étant liée à l'occlusion du cholédoque, elle constitue l'un des éléments du syndrome clinique qui caractérise cette occlusion.

L'existence d'une tumeur vésiculaire, parfois manifestement fluctuante, accompagnée d'une hypertrophie du foie, d'un ictère intense et persistant, de la décoloration complète des selles, permet de porter le diagnostic d'oblitération du cholédoque.

Parfois cette oblitération n'est que passagère. Lorsqu'elle paraît vouloir persister, une indication se pose, pressante, la laparotomie exploratrice.

L'examen des voies biliaires a confirmé le diagnostic. Quel sera le mode d'intervention ?

La cholécystotomie n'est qu'un traitement palliatif. L'espoir que l'on a pu concevoir en pareil cas de voir bientôt l'occlusion du cholédoque disparaître spontanément ne se réalise presque jamais.

Encore moins acceptable est la cholécystectomie qui n'est rationnelle que dans les cas bien rares où cette occlusion est due à la compression du canal par une tumeur vésiculaire.

Cependant je pense qu'en dehors de ces faits il en est d'autres où l'on peut arriver séance tenante à rétablir la liberté du cholédoque : dans le cas, par exemple, où un calcul obturateur a pu être ramené à l'aide de pressions digitales très douces jusque dans la vésicule biliaire. Le complément naturel de cette manœuvre doit être, pensons-nous, l'ablation de la vésicule biliaire avec le calcul qu'elle renferme.

Langenbach a, dans un cas pareil, pratiqué la cholécystectomie après avoir fait le broiement de la pierre enclavée; une blessure du canal s'en est suivie et sa malade a succombé à la cholélithotripsie, sur la valeur de laquelle nous nous sommes du reste déjà expliqué.

Mais l'on est autorisé à recourir à ces pressions douces et méthodiques dont nous parlions plus haut. Elles seront sans doute rarement suivies d'un résultat complet. Cependant c'est à ces manœuvres que je crois pouvoir attribuer le succès de la cholécystectomie chez la malade qui fait le sujet de ma deuxième observation personnelle.

Cette femme avait manifestement les accidents d'une occlusion du cholédoque. L'ablation de la vésicule les a supprimés radicalement. Ce résultat extraordinaire n'a pas laissé que d'étonner plusieurs membres de l'Académie de médecine au moment où M. Terrier a communiqué cette observation. Pour mon illustre maître, l'oblitération du cholédoque était due chez sa malade à la compression exercée sur le canal par la tumeur vésiculaire.

Pour moi, je serais tenté, je l'avoue, de proposer une tout autre explication de ce fait. La vésicule était en réalité peu distendue et, en se développant, elle ne s'était guère portée vers la profondeur du côté du cholédoque, si bien que la lumière de celui-ci ne me paraît pas avoir pu être effacée complètement de ce fait. J'ai suivi avec une attention soutenue tous les temps de l'opération, et j'ai cru voir que les derniers calculs ramenés par les manœuvres si laborieuses dont j'ai parlé dans un autre chapitre, se trouvaient dans le cholédoque. M. Terrier l'avait cru un instant comme moi, puis avait renoncé à cette idée. Pour moi je pense encore, d'après ce que j'ai vu, que le doigt de l'opérateur pénétrant à travers le canal cystique extrêmement dilaté et allé jusque dans le cholédoque et a ramené, grâce à sa dextérité réellement merveilleuse, les calculs qui étaient la véritable cause de l'occlusion.

L'on s'étonnera peut-être que je ne sois pas absolument affirmatif; c'est que toutes ces manœuvres très délicates étaient pratiquées au sommet d'un infundibulum, mal éclairé, très profond, chez une personne dont la paroi de l'abdomen présentait une épaisseur exceptionnelle, et que les canaux biliaires extra-hépatiques étaient très malades et avaient été profondément remaniés dans leur forme et leur calibre.

Je n'ai insisté sur ce fait que parce qu'il me paraissait intéressant. Mais je m'empresse d'ajouter qu'il s'agit là de cas exceptionnels et qu'en dehors d'eux, c'est-à-dire presque toujours, le seul traitement rationnel de l'occlusion du cholédoque est la cholécystentérostomie. C'est là que celle-ci trouve sa véritable indication, c'est là qu'est son triomphe, je me plais à le reconnaître.

A côté des faits d'oblitération du canal cystique et d'oblitération du cholédoque, il en est où ces deux lésions existent en même temps. Ces cas sont sans doute exceptionnels; cependant nous croyons pouvoir faire entrer dans ce groupe notre 2⁰ observation personnelle déjà mentionnée. Si l'opérateur a la bonne fortune de rétablir séance tenante, par des manœuvres habiles, la liberté des deux conduits, la cholécystectomie terminera et complètera l'opération. Si seul le canal cystique redevient perméable, la cholécystentérostomie sera faite. Si l'on n'obtient ni l'un ni l'autre de ces deux résultats, il restera une suprême ressource, c'est d'aboucher à l'intestin le canal hépatique, toujours énormément dilaté en pareil cas.

3°). *Lithiase biliaire sans perforation ni tumeur*

En étudiant les perforations de la vésicule, l'hydropisie et l'empyème, la tumeur biliaire et l'occlusion du cholédoque, je me trouve avoir fait une étude presque complète de l'intervention chirurgicale dans la lithiase biliaire, puisque ces lésions sont presque toujours subordonnées à celle-ci.

L'histoire de la lithiase domine en effet toute la pathologie des voies biliaires.

Lorsque survient dans le cours de la lithiase l'une des complications mentionnées plus haut, l'indication d'une intervention active se pose très pressante au même titre que lorsque ces lésions reconnaissent une autre cause.

Mais en dehors de ces faits, il en est d'autres où le chirurgien peut et doit intervenir. Le problème est ici plus difficile à résoudre.

Il ne s'agit évidemment pas de tous les cas. La cholélithiase simple, sans manifestations extraordinaires, ne relève que du médecin et celui-ci doit lutter contre elle avec toutes les ressources de la thérapeutique et de l'hygiène. Dans la majorité des cas, ses efforts seront couronnés d'un résultat tout au moins relatif.

Mais il est des malades qui souffrent de coliques hépatiques atroces que rien ne peut guérir ni même calmer. L'on a vainement épuisé sur eux toutes les ressources de l'arsenal thérapeutique, régime, cures d'eaux, traitement interne, leurs coliques deviennent toujours plus fréquentes et plus terribles. Leur existence est on ne peut plus misérable et horrible. Les douleurs étaient si atroces chez la 3º opérée de Thyriar, qu'« elle tenta de se suicider à différentes reprises, et son mari, dont le travail subvenait à tous les besoins du ménage, dut cesser ses occupations et ne pas la quitter un seul instant. » La 1re malade de Péan « exige qu'on lui enlève sa vésicule biliaire; elle affirme que si M. Péan lui refuse cette satisfaction, elle se suicidera en sa présence avec le pistolet qu'elle tient à la main, plutôt que d'attendre. »

Ici l'hésitation n'est plus permise.

Et que l'on ne nous dise pas que ces faits sont exceptionnels, que la mort chez les calculeux est une rareté. J'ai sous les yeux en ce moment la statistique médicale des hôpitaux de Paris pour l'année 1861. Je lis que sur un mouvement de 70 malades entrés pour des coliques hépatiques, l'on a constaté 5 décès, soit 7,14 %.

Cette statistique rapprochée de la notre qui porte 8,9 % de décès pourrait paraître au premier abord à des esprits inattentifs fournir un excellent argument contre nous.

Mais que l'on veuille bien réfléchir que la statistique de 1861 comprend indistinctement tous les sujets atteints de coliques hépatiques, tandis que la notre ne comprend que les cas de lithiase grave qui se seraient presque sûrement terminés par la mort à plus ou moins bref délai, si l'on n'était pas intervenu. La lecture de nos observations convaincra les plus incrédules.

Si je reprends la statistique médicale de 1861, je puis dire certainement que sur les 70 cas observés, il n'en était pas plus de 10 que nous aurions considérés comme justiciables d'une intervention chirurgicale ; et l'on nous accordera bien que dans ce nombre nous aurions compris les calculeux qui, abandonnés à eux-mêmes, sont morts de leur affection. C'est donc tout au plus un décès au lieu de cinq que nous aurions eu à déplorer si les chirurgiens de cette époque avaient pu intervenir à l'aide de l'antisepsie.

Je reconnais néanmoins que ce serait une grossière erreur que de vouloir établir ainsi mathématiquement la proportion des calculeux qui peuvent bénéficier d'une intervention active.

Il importera souverainement de bien établir pour chaque cas particulier l'opportunité de cette intervention. Mais les faits sont encore malheureusement trop nombreux où le traitement médical est impuissant à éloigner ou à atténuer les crises douloureuses.

Lorsque le médecin, à l'aide des ressources que la thérapeutique et l'hygiène mettent à son service, a insisté pendant des mois et des années sans arriver à un résultat appréciable, et que la répétition et la gravité des coliques hépatiques ont amené une altération de l'état général et rendu la vie intolérable au malade, lorsque en un mot, suivant l'expression de Langenbuch, la patience du malade et celle du médecin sont à bout, ce jour là, celui-ci doit avoir la loyauté de se déclarer impuissant et d'en appeler au chirurgien.

En résumé, l'indication se tire de la fréquence et de l'acuité des crises douloureuses.

Il n'est donc pas nécessaire pour être autorisé à intervenir de constater dans la vésicule la présence de concrétions biliaires. Il suffit de pouvoir rapporter sûrement à la lithiase les accidents observés, c'est-à-dire d'avoir constaté la présence de calculs biliaires dans les garde-robes à la suite des accès douloureux.

L'on doit intervenir de préférence dans l'intervalle de deux accès; et dans ces conditions il est possible que la vésicule ne renferme pas de calculs; cette absence de concrétions biliaires constatée après l'ouverture de l'abdomen, n'est nullement une contre-indication à l'opération projetée.

Cette première question de l'opportunité d'une intervention est résolue ; il nous reste à examiner quelle est des trois méthodes rivales celle qui mérite d'arrêter notre choix. Ce doit être inconstestablement celle qui répond le mieux aux indications.

La cholécystotomie débarrasse la vésicule de son contenu et empêche la formation de nouveaux calculs en supprimant la stagnation de la bile. Les accidents sont conjurés par la création de cette fistule cutanée.

Mais qu'arrive-t-il à la suite de cette opération? ou bien la fistule se ferme spontanément et le malade reste exposé à la réapparition des accidents qui ont nécessité l'intervention, ou bien la fistule persiste et devient une source d'ennuis perpétuels pour le malade qui en vient à réclamer bientôt au chirurgien d'en faire l'occlusion à n'importe quel prix, et le calculeux — car il l'est toujours — se retrouve comme dans le cas précédent, exposé à voir reparaître ses coliques hépatiques.

Que fera-t-on si les mêmes accidents, comme la chose est probable, éclatent à nouveau? Recourir à une deuxième cholécystotomie? mais c'est doubler le danger couru par le malade et ce n'est toujours pas arriver à une solution définitive.

Je crois même pouvoir affirmer que l'on n'est jamais assuré d'avoir vidé complètement la vésicule si l'on n'a pas fait l'exploration de celle-ci par sa face externe.

L'organe ne se distend pas en effet d'une façon toujours régulière ; sa paroi cède parfois en un point qui se creuse et se distend et ainsi se forme bientôt à côté de la grande cavité une petite vésicule surnuméraire, comme Ribes fils en a cité un cas.

Parfois ces dilatations partielles, ampullaires, sont multiples; on voit figurée cette disposition dans l'anatomie pathologique de Cruveilhier. Ces petits diverticules sont le siège de prédilection des calculs biliaires. Ils échapperont à un examen rapide fait à l'aide du doigt introduit dans la vésicule; et peuvent ensuite passer dans celle-ci. C'est ainsi que Parkes cite un cas où l'on ne trouva pas de calculs dans la vésicule lors d'une première recherche et où l'on en découvrit cinq quelques jours après, et que dans un autre cas, Hofmokl vit dans les jours qui suivirent une cholécystotomie, vingt quatre calculs passés inaperçus sortir spontanément au dehors.

Mais il s'agit là d'inconvénients presque négligeables. Le gros reproche que je veux faire à la cholécystotomie est, je le répète, de ne s'occuper que de la lithiase dans le temps présent et de laisser la porte ouverte aux récidives. Du reste cette récidive a été observée plusieurs fois et signalée en particulier par Rodet.

Les partisans de la cholécystentérostomie ont la prétention de ne pas mériter ce reproche capital. Empêcher la stase de la bile dans la vésicule en l'amenant d'une façon continue dans l'intestin, c'est prévenir la formation de nouveaux calculs. Mais il faut remarquer que cette opération n'a encore été faite que pour six cas d'obstruction manifeste du cholédoque et pour un cas de fistule persistante consécutive à une cholécystotomie, où cette obstruction existait peut-être à l'extrémité inférieure du conduit, bien que quinze mois avant l'on n'ait « pas trouvé de calculs » dans celui-ci. Avec les conditions mécaniques nouvelles qu'entraîne cette oblitération l'on conçoit que la bile s'écoule entièrement par l'orifice artificiellement créé et que celui-ci ne s'oblitère pas.

Il n'en serait peut-être pas de même si la cholécystentérostomie était pratiquée sur les malades qui nous intéressent actuellement, chez qui le cholédoque est parfaitement libre.

De Page qui a pratiqué dans ces conditions l'opération chez un chien, a observé que l'orifice chirurgical de la vésicule s'était oblitéré peu après sa création et que

la bile s'écoulait de nouveau exclusivement par le cholédoque dans l'intestin.

Mais alors c'est le retour à l'état primitif et la possibilité d'une récidive !

Avouons que nous manquons des éléments nécessaires pour porter un jugement sérieux sur la valeur exacte
de la cholécystentérostomie dans ce cas particulier,
puisqu'elle n'a pas encore été faite pour des faits pareils.

Mais nous pouvons affirmer par contre que la cholécystectomie, elle, a fait ses preuves. Par elle les accidents immédiats sont conjurés et l'avenir complètement
assuré. Inutile d'insister à nouveau sur ce point ; car
nous avons étudié déjà très longuement les résultats
immédiats et éloignés de l'ablation de la vésicule.

Je puis résumer cette longue discussion en quelques
mots :

La cholécystotomie qui présente une gravité égale à
celle de la cholécystectomie ne constitue qu'un traitement palliatif de la lithiase.

La cholécystentérostomie qui est d'une exécution difficile et expose, croyons-nous, plus que les deux méthodes rivales aux complications post-opératoires, ne
mettrait peut-être pas sûrement à l'abri d'une récidive
à plus ou moins longue échéance, mais l'on ne peut
présenter ici que des considérations théoriques, puisque
cette opération n'a jamais été faite dans des cas pareils.

La cholécystectomie qui est peut-être la plus bénigne
et la plus simple des trois méthodes, est la seule qui

puisse nous assurer la guérison radicale et définitive de la lithiase hépatique. Elle mérite le nom de « cure radicale de la lithiase biliaire. »

Maladies qui ne rentrent pas dans les trois groupes précédents

Il est encore deux affections qui ne rentrent dans aucun des trois groupes que nous avons proposés et qui méritent une mention spéciale. Elles n'ont du reste aucun rapport entre elles. Je veux parler des névralgies essentielles de la vésicule et en second lieu du traitement de la fistule biliaire persistante.

Ces névralgies ne sont pas décrites. Mais pourquoi n'y aurait-il pas des vésicules douloureuses, irritables, au même titre qu'il y a des vessies irritables et douloureuses ? Thyriar, de Bruxelles, est très porté à le croire, d'après certains faits par lui observés, où des douleurs atroces localisées à la région de la vésicule, sans signes physiques, sans calculs dans les selles, sans la moindre trace de lithiase biliaire, constituaient toute la maladie.

Pourquoi ne traite-t-on pas des cas analogues par une véritable taille biliaire, ou encore mieux, afin de prévenir sûrement le retour de ces accidents, pourquoi ne ferait-on pas ici ce qu'il est impossible de faire pour la vessie, la suppression de l'organe douloureux ?

Les fistules biliaires rebelles aux petits moyens ordinaires de traitement, sont peut-être toujours liées à l'une des trois causes suivantes :

1°) Une oblitération du cholédoque;

2°) Une oblitération complète ou presque complète du canal cystique ;

3°) La présence de concrétions biliaires dans l'intérieur de la vésicule.

Dans le premier cas, la bile s'écoule en totalité au dehors.

Dans le deuxième, ce n'est plus de la bile qui sort par la fistule, mais un liquide muco-purulent, sécrété par la face interne de la vésicule enflammée.

Dans le troisième, ce liquide est de la bile plus ou moins modifiée, et les selles ne sont pas décolorées.

A la première variété m'a paru se rattacher le fait rapporté par Mayo Robson. La fistule était survenue à la suite d'une cholécystotomie pratiquée en janvier 1888. A ce moment, il est vrai, l'on n'avait pu découvrir à l'aide du doigt et de la sonde aucun calcul dans les voies biliaires. Mais l'on ne nous dit pas si cette exploration, faite par l'intérieur de la vésicule, a porté jusque sur l'extrémité inférieure du cholédoque; l'on ne nous dit même pas si la malade présentait ou ne présentait pas les signes cliniques de l'oblitération de celui-ci.

Ce qui est certain, c'est que quinze mois après, la fistule laissait s'écouler à l'extérieur la totalité de la bile, que les selles étaient complètement décolorées. La cholécystentérostomie est pratiquée le 2 mars 1889 et l'on ne fait pas l'exploration des conduits biliaires.

En admettant même qu'en janvier 1888 le cholédoque laissât s'échapper un peu de bile, l'on pourrait supposer que l'occlusion du canal ne s'est produite que plus tard, à la suite d'angiocholite.

Mon sentiment personnel est qu'il s'agissait dans ce cas d'une occlusion du cholédoque.

Les trois cas de M. Michaux et de Langenbuch appartiennent à la deuxième variété. Chez la malade de Langenbuch le liquide qui s'écoulait de la fistule était « muqueux, d'odeur fade, et de consistance filante ». Le liquide était « muco-purulent et séro-purulent » chez les deux malades de M. Michaux, mais ne renfermait pas de bile.

Quelle sera notre ligne de conduite en présence de ces fistules ? Si la fistule appartient à la première variété, les divers traitements généralement employés n'amèneront pas de résultat en raison de la poussée continue de la bile. Cela est fort heureux du reste, car fermer la fistule, serait exposer le malade à tous les dangers qu'entraîne l'oblitération du cholédoque.

L'on doit par conséquent, dans le cas où l'on croira pouvoir rattacher à cette cause la persistance de la fistule, se bien garder de recourir à ces petits moyens chirurgicaux. Avant de la fermer il faut intervenir préalablement pour rétablir le passage de la bile dans l'intestin — en pratiquant la cholécystentérostomie — et l'on termine l'opération en faisant la suture de la fistule. La cholécystentérostomie est donc ici le seul traitement rationnel.

Bien différente sera notre conduite s'il s'agit d'une fistule de la deuxième variété.

« Ma malade, dit M. Michaux, dans sa première observation, avait épuisé toutes les ressources de la thérapeutique médicale et déjà tous les petits moyens chirurgicaux avaient été mis en œuvre : pansements soignés et attentifs, injections irritantes dans le trajet, dilatations avec l'éponge préparée, les tiges de laminaire; rien n'avait été négligé. » Cependant M. Michaux commence par reprendre un à un tous les moyens précédemment mis en usage.

Dans ce cas où l'occlusion du canal cystique était manifeste, cette conduite de mon cher maître M. Michaux était-elle parfaitement rationnelle?

Oblitérer la fistule, n'était-ce pas réaliser à grands frais toutes les conditions de l'empyème?

Ce que l'on est, tout au plus, autorisé à tenter, c'est d'amener par des injections irritantes, l'adhérence complète des parois opposées de la vésicule; mais l'on aura bien peu de chances de succès, car les injections ne pénètrent que bien difficilement dans la vésicule en raison de l'étroitesse, de la disposition tortueuse du trajet fistuleux et d'autre part l'inflammation sera constamment entretenue par la présence du corps étranger qui oblitère le canal cystique. Le seul traitement rationnel est encore ici la laparotomie, non plus pour faire une cholécystentérostomie mais bien l'extirpation de la vésicule, complétée par l'ablation du calcul obturateur, comme dans les trois cas de MM. Michaux et de Langenbuch.

La cholécystentérostomie serait une opération absurde en pareil cas.

Quel sera le traitement lorsque la fistule est entretenue par la présence de concrétions biliaires siégeant dans l'intérieur de la vésicule.

J'ai dit ailleurs (voir cathétérisme des voies biliaires)

que la fistule siégeait tantôt au niveau de l'ombilic, tantôt au niveau de la région vésiculaire. Dans le premier cas, l'exploration complète du trajet est impossible et pour atteindre la vésicule, il est nécessaire de recourir à une laparotomie. Dans le deuxième cas, un stylet conduit jusque dans la vésicule a plusieurs fois permis de reconnaître la présence des concrétions qui empêchaient l'orifice fistuleux de se fermer. La dilatation du trajet a pu être faite, les concrétions ont été saisies avec une pince et la fistule, comme dans le fait rapporté par J.-L. Petit, a guéri.

Mais dans le premier cas, si le cathétérisme du trajet est impossible, si les petits moyens chirurgicaux n'ont pas donné de résultat il faut recourir à une intervention plus radicale. L'ablation de la vésicule serait ici la méthode de choix. Sans doute l'on pourrait parfois espérer amener la guérison en faisant l'abouchement de la vésicule dans l'intestin. Cette méthode a donné un cas de succès à Mayo Robson, mais quels dangers n'a-t-il pas courus. « Le drain placé près de la suture de la vésicule donna issue à de la bile pendant quelques jours après l'opération, puis à des matières fécales. » Par un hasard heureux, la plaie se couvrit bientôt de bourgeons charnus et quelques semaines après elle était guérie. Les selles se colorèrent de bile de plus en plus et finirent par devenir normales.

La cholécystentérostomie reste donc toujours une méthode très grave; et si l'ablation de la vésicule avait été possible dans ce cas, en d'autres termes si le cholédoque était réellement perméable, Mayo Robson ne serait pas excusable d'avoir exposé sa malade à de pareilles complications.

Il nous est maintenant permis de dégager sous forme de conclusion de ce long chapitre, les indications et les contre indications de la cholécystectomie.

Sont justiciables de cette opération :

1°) Tous les cas de perforations traumatiques ou spontanées de la vésicule; il faut intervenir dès que le diagnostic a pu être établi pourvu que l'état général du malade ne rende complètement impossible toute opération.

2°) Les tumeurs de cet organe, c'est-à-dire :

a) Les tumeurs solides, qui sont généralement de mauvaise nature : l'on peut dire que c'est dès le début, dès que leur existence est même simplement soupçonnée qu'il faut intervenir sous peine de ne faire qu'une opération incomplète et inutile.

b) Les tumeurs liquides plus connues sous le nom d'hydropisie et d'empyème. La cholécystectomie qui était dans les cas précédents l'opération de nécessité est ici l'opération de choix.

3°) L'ablation de la vésicule est encore l'opération de choix lorsque les coliques hépatiques liées à la cholélithiase, après avoir résisté à tous les traitements médicaux, rendent la vie insupportable au malade ou l'obligent par leur fréquence et leur acuité à réclamer une intervention radicale.

4°) De la cholécystectomie relèvent encore les cas de vésicules biliaires « irritables et douleureuses » indépendants de la lithiase biliaire.

5°) Telle est encore la seule méthode rationnelle dans le cas de fistules biliaires persistantes liées à une occlusion du canal cystique — elle est la méthode de choix lorsque la fistule est entretenue par la présence de concrétions biliaires dans la cavité de la vésicule.

Est-ce à dire que l'on soit toujours autorisé à enlever la vésicule biliaire dès que le diagnostic de ces lésions a pu être établi?

Non, il est deux contre-indications à l'opération que nous préconisons.

A. Il est des cas où les adhérences qui relient la vésicule distendue à l'intestin sont trop étendues et trop solides pour que l'on puisse sans s'exposer à ouvrir l'intestin tenter de faire l'extirpation complète. J'ai observé un fait de cette nature dans le service de mon maître M. Terrier. La conduite est alors la même que lorsqu'on se trouve en présence d'un kyste de l'ovaire que l'on ne peut pas séparer des organes voisins; l'on se borne à faire une incision partielle de la paroi de la vésicule et à suturer le reste à l'incision de l'abdomen, c'est-à-dire à faire une cholécystotomie.

B. L'ablation de la vésicule doit être proscrite dans les cas d'occlusion du cholédoque à moins que l'on ne puisse rendre séance tenante sa liberté à ce conduit. Lors donc que cette occlusion est bien établie, non pas seulement par les symptômes, mais encore après l'ouverture de l'abdomen par l'exploration directe de la face externe du canal et surtout par le cathétérisme, l'on doit se garder de faire la cholécystectomie. L'abouchement de la vésicule dans l'intestin est ici le seul traitement rationnel.

CONCLUSIONS

— La cholécystectomie, ou ablation de la vésicule biliaire, avait été déjà préconisée depuis plus de cent ans par deux chirurgiens de Paris, pour le traitement de la lithiase biliaire.

— Elle n'a été faite chez l'homme, pour la première fois, que le 15 juillet 1882, par Langenbuch.

Cette opération est légitimée par l'anatomie humaine, l'anatomie comparée et la physiologie.

— En effet, la vésicule n'est guère qu'un vas aberrans sans utilité, annexé aux voies biliaires, ou plutôt le vestige de la partie moyenne d'un canal accessoire qui persiste entièrement chez certains animaux, et qui devenu inutile chez l'homme, s'est atrophié en partie.

— C'est un traitement rationnel et une cure radicale des accidents de la lithiase biliaire. Les faits sont actuellement assez nombreux et assez anciens pour que l'on puisse juger la question.

— La cholécystectomie deviendra l'une des opérations les mieux réglées de la chirurgie. Son exécution technique ne présente pas de difficultés très grandes, et l'on a beaucoup exagéré les dangers de l'hémorragie, de la péritonite et de l'épanchement de bile dans l'abdomen.

— On peut conjurer les dangers en cherchant à isoler la région opératoire de la grande cavité péritonéale, et en faisant le drainage de cette petite cavité indépendante.

— Grâce à cette modification du manuel opératoire, on peut espérer que la mortalité qui n'est même pas de 9 %, ira toujours en diminuant. La cholécystectomie n'a même donné que des succès entre les mains des chirurgiens modernes; sa gravité disparaissant, elle est appelée à rendre d'immenses services, car ses indications sont nombreuses.

Nous pouvons dire qu'elle est l'opération de nécessité ou de choix dans les cinq cas suivants :

A. *Perforations traumatiques ou spontanées;*

B. *Tumeurs organiques;*

C. *Tumeurs liquides :* a) *Hydropisie ;*
                                 b) *Empyème;*

D. *Coliques hépatiques rebelles;*

E. *Fistules biliaires persistantes.*

Elle ne reconnaît que deux contre-indications :

1º La trop grande étendue des adhérences rattachant la vésicule à l'intestin.

2º L'occlusion du cholédoque, si ce n'est dans le cas très rare où cette occlusion peut être levée séance tenante.

Le premier cas est justiciable de la cholécystotomie.

Le deuxième cas, de la cholécystentérostomie.

On voit donc que les indications de ces deux dernières opérations sont considérablement réduites au profit de celles de la cholécystectomie

APPENDICE

1º Expériences faites dans le laboratoire de l'hôpital Bichat
avec notre collègue et ami M. Louis.

1º Nous avons fait chez des animaux les opérations pratiqués chez
l'homme sur les voies biliaires et un certain nombre d'autres qui avaient
pour but d'étudier les effets de l'épanchement de la bile dans le péritoine.

2º Nous avons fait, soit avec la bile normale, soit avec le contenu
de vésicules enlevées à nos malades, des inoculations et des cultures.

Iº LAPAROTOMIES. — Observation des règles de l'antisepsie pendant
l'opération, pas de préparation de l'animal.

Dans les vingt-quatre heures qui suivent, diète absolue. Manuel
opératoire : incision médiane, suture étagée de la paroi.

a). *Cholécystectomie.* — Sur quatre chiens, sur six cobayes, ligature préalable du conduit cystique avec un fil de soie. Décollement de
la vésicule par simple traction, manœuvres faciles. Séparation exacte.
Pas de blessure du foie ou d'écoulement sanguin. Nous n'avons jamais
été obligé de placer des ligatures, ni de nous servir du thermocautère.

Les animaux ont tous guéri sans la moindre manifestation morbide.
Sur aucun d'eux, nous n'avons constaté de trouble des fonctions
digestives, ni vomissement, ni diarrhée, ni modification des selles. Le
poids de ces animaux n'a pas varié. Sur l'un de nos chiens nous avons
constaté une augmentation de poids de quinze cents grammes en un
mois.

Nous avons sacrifié ces animaux deux ou trois mois après. La ligature du canal cystique était solide. Quelques adhérences rattachaient
à la face inférieure du foie, le côlon et le duodénum. La péritonite
adhésive rendait la recherche des voies biliaires difficiles.

Pas de dilatation appréciable du cholédoque et du canal hépatique.

Nous avons opéré trois chiens sans faire la ligature du canal cystique
qui a été simplement sectionné. L'un d'eux seulement a eu, bientôt
après l'opération, des vomissements, des crampes. Il est resté immobile dans un coin de la salle, et a succombé après quarante heures,

avec les symptômes d'une péritonite généralisée suraiguë, constatée à l'autopsie.

De plus nous avons constaté la béance du canal cystique, et dans la cavité péritonéale, nous avons pu retrouver du pigment biliaire. Nous nous sommes demandé si la péritonite était due à une infection venue du dehors, ou si, sous l'influence des contractions péristaltiques de l'intestin, il ne s'était pas produit un reflux du contenu de l'intestin qui aurait remonté à travers le canal cystique pour venir infecter le péritoine. Les deux autres chiens ont guéri, sans manifestation morbide. Nous n'avons pu faire leur autopsie, car ils ont été perdus.

Chez un cobaye, nous avons enlevé de même la vésicule sans lier le conduit cystique. A l'autopsie, faite quinze jours après, nous trouvons des adhérences nombreuses au niveau de l'emplacement de la vésicule, entre l'intestin et la face inférieure du foie ; mais nous n'avons pu retrouver le moindre vestige du canal cholédoque.

b. Fistules biliaires intrapéritonéales

Sur une autre série de chiens, nous avons enlevé le fond de la vésicule par une incision très irrégulière faite aux ciseaux. La perte de substance avait en moyenne la dimension d'une pièce de cinquante centimes. Nous avons laissé tomber dans le péritoine la bile contenue dans la vésicule. Peu après son opération, l'un des chiens se sauve. On est obligé de courir après lui dans la cour de l'hôpital. Pas de modification des selles, pas de phénomènes ictériques dans les jours qui suivent. Le chien opéré le 15 septembre est sacrifié le 10 octobre. Au niveau de l'incision se trouve un petit trajet fistuleux d'un centimètre de long n'allant pas dans le péritoine, conduisant sur un fil de soie resté dans la paroi. La cavité péritonéale est très exactement fermée partout. Adhérences de l'épiploon et de l'intestin à la face inférieure du foie ; on trouve une vésicule petite, de forme normale, renfermant environ trois centimètres cubes de bile normale. Après avoir enlevé cette vésicule, nous voyons que sa paroi est partout continue, on aperçoit simplement par la face interne un point cicatriciel, gros comme une tête d'épingle.

Chez un des autres chiens de cette série sont survenus des vomissements. Pas de décoloration des selles, d'urines ictériques. Le jour suivant se produit un gonflement du ventre. Il y a de la matité dans les parties déclives, on allait ponctionner cet épanchement lorsque le jour décidé pour faire cette ponction, tous les phénomènes ont subitement disparu. L'animal est toujours vivant.

Nous avons ensuite cherché à avoir un écoulement de bile continu dans le péritoine.

Chez un jeune chat nous avons enlevé une grande portion de la vésicule en coupant au ras des adhérences avec la face inférieure du foie, de façon à laisser un moignon dont les bords ne pourraient se rejoindre. L'animal fut triste pendant deux ou trois jours, il mangeait peu, évitait de se remuer, mais ne paraissait pas avoir de fièvre. Le nez, les oreilles n'étaient pas chauds, les poils étaient bien lisses, le dos non voûté, l'animal répondait très bien aux caresses. Au bout de trois jours il reprit sa vie habituelle, jouait et sautait dans le laboratoire. En outre, après avoir enlevé la vésicule, nous avons coupé le cholédoque au-dessus d'une ligature, de façon à laisser la bile s'épancher dans le péritoine et à rendre impossible le reflux des matières intestinales.

Cette opération a été faite chez un chat probablement tuberculeux (tumeur blanche du carpe); à l'ouverture de l'abdomen, le foie jaune, gros, ressemble singulièrement au foie tuberculeux de l'homme. Ce chat n'a pas eu de vomissements. Il est resté mal en train pendant vingt-quatre heures, mais dès le lendemain il s'est sauvé de la cage. Il est toujours dans notre laboratoire, et malgré l'évolution de la tuberculose, il a engraissé.

II. Inoculation et cultures faites avec les liquides biliaires

a). Nous avons injecté à plusieurs reprises dans le péritoine d'animaux différents (cobayes, rats d'égout), de la bile provenant soit de chiens à qui nous avions fait l'ablation de la vésicule, soit d'un malade atteint de cirrhose hyperthophique, chez lequel notre maître M. Terrier a pratiqué le 5 juillet une cholécystotomie et qui a été très favorablement modifié tout au moins au point de vue de son état général. Aucun de ces animaux n'a succombé.

Quelques heures après l'injection, ils avaient des selles plus ou moins abondantes, parfois diarrhéiques.

Pas de phénomène appelé chair de poule. Dès le lendemain ou le surlendemain, ils se reprenaient à manger et revenaient à l'état normal.

L'autopsie pratiquée à une époque éloignée n'a jamais fait constater de traces de péritonite.

b). Avec du pus provenant de nos deux premières malades, nous avons essayé de faire des cultures.

Le pus de la deuxième malade a été ensemencé sur du bouillon, sur de l'agar, du serum.

Toutes ces cultures sont restées stériles.

Toutefois les cultures sur gélatine nous ont donné un bacille court, grêle, immobile, cultivant dans le bouillon alcalin à 38°, troublant ce bouillon ; cette culture injectée sous le péritoine d'un cobaye à la dose d'une seringue de Roux n'a rien donné. Dans le pus provenant de notre première malade, nous avons trouvé de nombreux cocci et diplococci qui ont cultivé dans un bouillon en le troublant. Ces microbes ne se sont pas montrés pathogènes pour le cobaye (inoculation intrapéritonéale).

Enfin, avec le pus provenant de notre troisième malade, qui contenait des bactéries et des microcoques nous avons fait des inoculations à de jeunes cobayes.

Inoculation de 3 cc. à un cobaye de 220 gr.

Inoculation de 3 cc. à un cobaye de 245 gr.

Ces cobayes n'en ont paru nullement incommodés. Aucune réaction locale au point où l'on a fait la ponction.

c) Enfin nous avons sur de la bile recueillie chez le malade à qui l'on a fait la cholécystotomie, et sur de la bile provenant de nos animaux, — bile recueillie dans des flacons stérilisés — ensemencé différentes espèces de pus, et nous avons constaté que les cultures étaient lentes à se développer, mais les expériences ne sont pas encore assez concluantes, elles n'ont pas été poussées assez loin pour que nous puissions en tirer dès maintenant des conclusions fermes, et nous continuerons nos recherches dans cette voie.

2° *Du cathétérisme des voies biliaires.*

J'ai cherché à m'édifier personnellement sur le procédé à suivre pour faire le cathétérisme des voies biliaires et sur les services qu'il peut rendre au chirurgien et je veux consigner ici le résultat de mes recherches.

A. — DU CATHÉTÉRISME SUR LE CADAVRE.

1°) *Cathétérisme direct par la vésicule.* — J'ai fait ce cathétérisme un bon nombre de fois sur des cadavres d'adultes et d'enfants de cinq à quinze ans.

a) *chez l'adulte*. — La vésicule était mise à découvert par l'incision modifiée que j'ai proposée au chapitre du manuel opératoire. Puis avec une bougie uréthrale du n° 10 à 12 de la filière Charrière, je pénétrais dans une petite boutonnière pratiquée sur le fond de la vésicule et je poussais l'instrument jusque dans le canal cystique. Ce temps s'exécute assez facilement si l'on a la précaution de tirer légèrement sur le fond de la vésicule. Le cathéter est ensuite conduit doucement jusque dans la partie terminale du canal cystique et passe facilement dans le cholédoque qui se trouve sensiblement dans la direction de celui-ci. J'arrivai sans la moindre difficulté jusqu'à la partie inférieure du cholédoque ; mais j'ai toujours été arrêté au niveau de l'ampoule sans doute par l'éperon qui sépare le cholédoque du canal de Wirsung, et pour arriver dans le duodénum il m'a fallu préalablement dilater légèrement l'ampoule avec une autre bougie ou une sonde cannelée.

Il est donc possible, et même aisé, d'explorer le canal cystique et le cholédoque dans toute son étendue. J'estime qu'il faut procéder avec lenteur afin de ne pas déchirer la paroi et de bien saisir le moment où l'on perçoit l'arrêt qui indique que l'on est arrivé à l'extrémité inférieure du cholédoque, point de repère, que l'on peut utiliser sur le vivant comme nous le dirons.

Au moment où l'on perçoit cette sensation, le cathéter s'est enfoncé de 10 à 12 centimètres à partir du col de la vésicule.

b) *chez l'enfant* (de 5 à 15 ans). — Il faut tenir compte ici de l'étroitesse des conduits et choisir une bougie du n° 5 ou 6. Mais avec un peu de patience l'on arrive à passer dans le canal cystique et le cholédoque.

Les valvules de Heister du canal cystique et les replis valvulaires du col de la vésicule sont par conséquent tout à fait insuffisants même chez l'enfant. Ils le sont dans les deux sens comme nous allons le voir.

2°) *Cathétérisme rétrograde*. — J'ai réussi de même à faire le cathétérisme rétrograde en introduisant la bougie par l'ampoule de Vater. Je me suis trouvé arrêté un instant au moment où j'arrivais au point d'abouchement du canal cystique ; je me heurtais contre un petit éperon, mais après quelques tâtonnements j'ai toujours réussi à pénétrer dans le conduit cystique ; mon cathéter remontait alors facilement le long de ce conduit jusqu'au niveau du col, en ce point j'étais arrêté de nouveau par un petit obstacle dont j'arrivais néanmoins — non sans quelque peine il est vrai — à triompher.

J'ai même essayé de faire le cathétérisme de la vésicule biliaire à travers la paroi abdominale conservée intacte, pour cela je prenais un trocart armé de la canule ; et je ponctionnais au niveau de l'extrémité antérieure du dixième cartilage intercostal droit. La canule était laissée en place et le trocart retiré était remplacé par une fine bougie ayant un calibre un peu inférieur pour passer aisément dans la canule.

Mais je n'ai pas obtenu de résultats, parce que la vésicule biliaire étant petite et ses parois parfois au contact — il s'agissait de sujets dont les voies biliaires étaient normales — l'extrémité de ma canule était toujours en deçà ou en delà de la vésicule qui était perforée dans ce dernier cas.

Plusieurs fois j'ai traversé le foie ou éraflé la partie supérieure du côlon transverse : et je ne sache pas que ces lésions puissent être considérées comme négligeables, non plus que la perforation de la vésicule qui permet l'écoulement de son contenu dans l'abdomen.

B. — Du cathétérisme sur le vivant.

Je ne résiste pas au plaisir de commencer ce chapitre par une citation de J.-L. Petit : « On sonde la vessie urinaire, dit-il, pour reconnaître les pierres qui y sont contenues ; il faut sonder aussi la vésicule du fiel et si l'on y trouve des pierres, les tirer, comme l'on tire celles que l'on trouve dans la vessie urinaire : mais comment sonder la vésicule du fiel ? La ponction de la vésicule étant faite avec un trocart canelé, on laisse sortir une partie de la liqueur qui y est enfermée ; et pendant que le reste s'écoule, on introduit dans la canule une sonde à bouton aussi longue qu'il convient et assez pliante pour obéir et se prêter à toutes les inflexions nécessaires pour faire une perquisition exacte dans toute la vésicule ; alors si l'on aperçoit quelque pierre, on retire la sonde et sans ôter la canule, on glisse dans la canelure un bistouri bien tranchant pour ouvrir ensemble et les téguments et la vésicule qui leur est adhérente ; on charge les pierres, on les tire, et on fait une nouvelle per-

quisition avec le doigt ou avec une sonde et si l'on trouve de nouvelles pierres on les tire comme on a fait les premières... »

Il ne s'agit jusqu'ici que de l'exploration de la vésicule dilatée.
J.-L. Petit croit avoir réussi dans un cas à pénétrer jusque dans le
cholédoque. Il s'agissait d'une malade atteinte de fistule biliaire.

Par l'orifice fistuleux situé un peu au-dessous de l'ombilic, J.-L.
Petit introduisit une sonde ordinaire qui pénétra d'une longueur
d'environ 4 pouces. Mais ne pouvant remonter plus haut, il fend le
trajet fistuleux sur une étendue d'environ 3 pouces et arrive alors
sur un trou situé vers le milieu du muscle droit par lequel s'écoule
la bile « toute pure. » « Je portai, dit-il, par cet orifice, une sonde
courbe dans la vésicule du fiel ; elle y entra si profondément que je
ne doutai point de l'avoir portée par le canal cystique au delà du
pore biliaire jusqu'au canal cholédoque. La cavité qui à son entrée
était très large diminuait beaucoup après deux pouces de chemin,
même se rétrécissait au point que la sonde commençait à être
gênée. »

Mais rien ne peut donner une idée de la disposition irrégulière de
la vésicule dans ces cas de fistules persistantes et il est plus que
probable que J.-L. Petit n'a pas pénétré dans le canal cystique.

Nous avons pensé néanmoins qu'il était intéressant de citer ces
deux passages à titre de documents historiques.

Pour nous, nous distinguerons encore ici le cathétérisme fait
après l'incision de la paroi et le cathétérisme fait à travers la paroi
intacte.

Du premier, J.-L. Petit ne parle pas. Il est facile. Après l'ouverture de l'abdomen, lorsqu'on a la vésicule sous les yeux et sous la
main, que l'on peut tirer légèrement sur elle en relevant son extrémité antérieure de manière à placer le canal cystique sur la direction du cholédoque, il est aisé de conduire une bougie par une
boutonnière, pratiquée sur le fond de l'organe, jusque dans le canal
cystique et de la pousser même dans le cholédoque jusqu'au dessus
de l'ampoule. Là se trouve un petit obstacle dont la présence est
très précieuse. Aller plus loin serait mauvais ; l'instrument qui aurait pénétré dans le duodénum aurait pu s'infecter et semer au
retour l'infection dans les conduits biliaires.

Ce cathétérisme est appelé à rendre des services. L'exploration
des conduits biliaires par la main qui suit leur face externe ne

donne guère de résultats que lorsque ces conduits renferment des calculs amenant un relief aisément appréciable ; je crois même que si le calcul est logé dans la portion pancréatique du cholédoque il sera difficilement reconnu. Je rappelle que deux calculs placés dans cet endroit ont échappé à l'examen de Dixon qui remarque à ce sujet « qu'arriver au niveau du point d'abouchement du cholédoque dans l'intestin est beaucoup plus difficile qu'on ne le croit généralement et ceux qui en feront l'essai, ajoute-t-il, pourront s'en convaincre. »

Il est évident que la présence de ces calculs n'aurait pas échappé au cathéter ; la sensation donnée par leur contact ne sera pas confondue avec celle que donne l'éperon qui arrête normalement la sonde à ce niveau. Dans ce cas particulier, j'en conviens, un cathéter en métal, très flexible, donnerait des notions certainement beaucoup plus nettes et l'on doit s'en servir s'il reste quelques doutes dans l'esprit du chirurgien. Le doigt de l'opérateur peut le guider doucement à travers la paroi du conduit cystique et du cholédoque et donner à cette manœuvre toute la sécurité désirable.

S'il peut compléter l'exploration par la main lorsque les conduits renferment des calculs, le cathétérisme des voies biliaires peut rendre surtout des services dans les cas où l'oblitération de ces canaux est produite par un tissu cicatriciel qui a soudé les deux parois, parce que cette lésion échappe le plus souvent à la main qui suit la face externe du conduit.

Mais je veux dégager de ces considérations ce fait important, c'est que le cathétérisme du canal cystique et du cholédoque jusqu'au niveau de l'ampoule est normalement possible et que lorsqu'il cesse de l'être, l'on est autorisé à conclure à l'existence d'un obstacle pathologique.

Le cathétérisme des voies biliaires peut-il et doit-il être fait à travers la paroi de l'abdomen ?

Si la paroi n'est pas soulevée par une tumeur vésiculaire nettement appréciable, l'on ne se risquera jamais à tenter ce cathétérisme qui ne donne aucun résultat tout en pouvant être très dangereux.

Nous restons en présence des deux cas suivants : ou bien il existe une tumeur liquide ou bien une fistule cutanée.

a) Dans le cas de tumeur J. L. Petit avait déjà fait le cathétérisme ; mais il s'agissait de tumeur adhérente à la paroi. Si la

ponction qui doit être faite avec un assez gros trocart ne présente
pas ici de dangers il n'en serait pas de même dans le cas où la face
antérieure de la vésicule distendue serait libre, et il est bon de
répéter ici que la ponction avec un trocart dans les cas d'empyème
surtout est plus grave que l'incision exploratrice.

Mais en acceptant même que la ponction puisse présenter toute la
sécurité désirable, nous ne pourrions la conseiller. Le cathétérisme
ne peut donner que des renseignements bien incomplets sur le
contenu de la vésicule et ne peut rien nous apprendre sur le contenu
du canal cystique ; il en serait autrement que nous ne serions pas
plus avancés au point de vue thérapeutique, puisque le traitement est
toujours dans des cas pareils la laparotomie.

b) Il existe une fistule cutanée.

Lorsque la fistule succède à l'ouverture spontanée d'un phlegmon
biliaire elle siège presque toujours un peu à droite et au-dessous de
l'ombilic.

Lorsqu'elle succède à une cholécystotomie elle siège dans la
région vésiculaire.

Cette distinction n'est peut-être pas sans importance. Dans le
premier cas le cathétérisme ne peut nous fournir aucun renseignement en raison de la longueur et de la disposition très irrégulière
du trajet fistuleux.

Sur la première malade de M. Michaux « les stylets les plus fins,
engagés dans le trajet avec les courbures les plus variées, ne dépassent pas une profondeur de deux centimètres et demi. »

Sur la deuxième « la dilatation du trajet est faite avec la laminaire pour pouvoir l'explorer avec soin et une exploration attentive
faite dans ces conditions ne révèle la présence d'aucun calcul
biliaire ». Or la vésicule, comme la laparotomie l'a démontré, renfermait deux pierres volumineuses ; mais il est certain que l'on
n'était pas arrivé dans sa cavité, puisque la laparotomie a encore
démontré que « le trajet très irrégulier, présentant des ampoules et
des rétrécissements, adhérait à la vésicule par un canal très étroit
absolument imperméable ».

Je trouve dans J.-L. Petit un fait qui n'est pas sans analogie avec les
précédents. Faisant l'autopsie d'une femme morte avec une fistule
biliaire, J.-L. Petit note que le stylet introduit par le trou fistuleux
« pénétra de plus de cinq pouces, montant obliquement vers la

vésicule du fiel où l'on trouva une résistance qui empêchait de le porter plus loin. A l'ouverture du ventre on s'aperçut que le stylet enfilait une espèce de ligament allongé qui attachait la vésicule du fiel aux parois du ventre. Ce ligament, en forme de cordon, avait un pouce et demi de longueur et dans son épaisseur il y avait un canal fistuleux, qui, d'une part se rendait dans la vésicule du fiel, et qui de l'autre communiquait avec un petit sac purulent qui était entre les deux muscles obliques et qui se vidait par la fistule extérieure. »

Ainsi dans tous ces cas, il est impossible d'arriver même à faire l'exploration de la vésicule biliaire.

Mais dans le deuxième cas, lorsque la fistule siège dans la région vésiculaire, que le trajet est direct et ne mesure que quelques centimètres, l'on peut espérer pouvoir conduire un stylet jusque dans le réservoir.

Langenbuch, dans une fistule appartenant à cette variété, pense même avoir pu reconnaître l'existence de concrétions biliaires fixées à la partie profonde de la vésicule, au niveau du canal cystique.

Ce cathétérisme ne peut servir, croyons-nous, que dans le cas suivant. Le liquide qui s'écoule par la fistule est de la bile plus ou moins modifiée.

Éliminant l'oblitération du canal cystique, nous pouvons rattacher presque sûrement la persistance de la fistule à un obstacle siégeant dans le cholédoque ou à la présence de concrétions biliaires dans la vésicule ; si le cathéter permet de sentir celles-ci, l'on peut espérer en dilatant le trajet fistuleux, en amener la sortie spontanée ou même les retirer avec une pince et obtenir ainsi la guérison sans être obligé de recourir à la laparotomie. Je trouve dans J.-L. Petit un fait qui vient à l'appui de ce que j'avance.

Je puis résumer en deux mots tout ce que je viens de dire sur le cathétérisme des voies biliaires.

Le cathétérisme du canal cystique et du cholédoque doit toujours être fait lorsqu'on intervient par la laparotomie dans les affections des voies biliaires. Il est facile et donne des renseignements précieux.

Le cathétérisme de la vésicule est parfois possible dans certains cas de fistules cutanées à trajet court et direct, et peut rendre des services lorsque la présence de calculs intra-vésiculaires s'oppose seule à l'occlusion spontanée de la fistule.

PIÈCES JUSTIFICATIVES

Nous avons réuni ici les trois observations person-
nelles inédites en France, qui nous avaient donné l'idée
de notre mémoire : les deux opérations de M. Terrier,
et celle que M. Broca a pratiquée cette année dans le
service de M. Terrier.

Plus loin, nous avons voulu réunir toutes les observations détaillées publiées jusqu'ici, tant en France qu'à
l'étranger : nous espérons faciliter ainsi la tâche des
travailleurs (1).

Première Observation de M. Terrier (67).

Il s'agit d'une femme de 47 ans, Mme L., employée aux abattoirs.
Elle ne compte dans son passé aucune maladie grave — jusqu'à
15 ans elle a joui d'une parfaite santé. A cette époque, elle commence
à être réglée, et la puberté est marquée par quelques troubles dyspeptiques accompagnés de vomissements biliaires. Mais ces malaises ne se
renouvellent pas, et ne laissent aucune trace.

Plus tard elle se marie, et au début d'une grossesse, elle éprouve
quelques accidents utérins et gastralgiques, sans qu'on puisse établir d'une façon précise une corrélation entre les deux ordres de symptômes.

Enfin, à l'âge de trente-sept ans, elle paraît avoir eu des phénomènes de gastrite subaiguë, caractérisée par des vomissements muqueux
et des pituites matinales fréquentes.

Ces accidents semblent être en rapport avec des habitudes alcooliques
qu'avoue la malade. A cette époque, elle consommait en effet beaucoup

(1) Pour la partie allemande, nous devons la plupart des traductions à
notre ami Ph. Dally, externe du service de M. Terrier.

de café et de vulnéraire. On la soumit au régime lacté et la guérison ne tarda pas à se produire. Toutefois, depuis lors, les digestions sont restées lourdes et difficiles; de temps en temps elle éprouve des douleurs abdominales sourdes, mal définies, des coliques fugaces suivies de diarrhées passagères ; elle a même quelquefois des vomissements bilieux, qui surviennent chez elle sans malaise prémonitoire.

Nous insistons particulièrement sur le fait, que la malade n'a jamais éprouvé les symptômes classiques de la lithiase biliaire. Non seulement elle n'a pas eu de crises douloureuses ni d'ictère — elle est absolument affirmative sur ce point — mais elle n'était même pas sujette aux crampes d'estomac qui sont souvent l'unique indice du sable biliaire.

Elle n'a jamais remarqué que ses urines prissent une teinte plus foncée. Ses malaises gastriques n'avaient pas les paroxysmes douloureux et les allures gastralgiques qui caractérisent si souvent la crise biliaire, quand l'ictère fait défaut.

Il y a plus, il a été impossible d'établir aucune coïncidence entre la crise, l'heure de sa digestion duodénale et la marche des malaises. Enfin les garde-robes sont toujours colorées et normales.

On peut difficilement expliquer à cette époque la pathogénie de ces accidents. Il est possible que le foie fût déjà en cause, mais il est plus probable que la mauvaise hygiène a eu une large part dans l'éclosion et la marche de la maladie.

C'est dans ces conditions que se produisit il y a six mois un accident qui est d'une réelle valeur au point de vue de l'étiologie de la tumeur actuelle.

A cette date, la malade se heurta violemment le côté droit de l'abdomen, à la hauteur des dernières côtes. Le choc fut assez brusque pour fracturer la première fausse côte non loin de l'articulation chondro-costale; on sent encore aujourd'hui un cal osseux inégal, et l'os est à ce niveau dévié de sa direction naturelle.

Chose remarquable, malgré la violence du traumatisme qui au moment même avait déterminé une syncope, et qui aurait dû amener une contusion du foie, aucun symptôme hépatique ne se produisit. La malade affirme qu'elle n'eut ni jaunisse, ni vomissement, ni tension abdominale. La fracture elle-même ne fut douloureuse que pendant une quinzaine de jours et se consolida seule. Tout se borna à une suppression de travail de trois semaines. Cependant, à partir de cette époque, elle éprouva des malaises qu'elle n'avait jamais ressentis auparavant. De temps en temps, dans la région du foie, surviennent des crises douloureuses de courte durée, mais intenses, que les mouvements exaspéraient et qui nécessitaient un repos absolu.

Depuis deux mois, ces sortes d'accès paroxystiques sont beaucoup plus fréquents et il s'y joint une sensation de pesanteur, de constriction et de tension permanente de la région sous-diaphragmatique, la malade ne peut se baisser, se courber en avant, sans ressentir aussitôt une vive douleur; la pression de ses vêtements lui est également insupportable. En même temps, les troubles dyspeptiques sont beaucoup plus prononcés; la malade mange mal et sans appétit; elle a parfois des accidents bilieux et une constipation opiniâtre.

Elle accuse également une douleur rachidienne fixe, correspondant aux premières vertèbres lombaires.

Tous les phénomènes s'exaspèrent pendant la menstruation, et la dernière époque menstruelle a été si douloureuse qu'elle vient demander d'entrer à l'hôpital.

Etat présent :

Il n'existe aucune lésion appréciable dans les divers appareils.

Dans l'hypochondre droit, on sent une tumeur marronnée, du volume d'un œuf de poule environ, qui dessine un léger relief sous la peau, et se trouve placée au-dessous du foie. Elle est très aisément perçue par la palpation et semble intimement liée avec le foie. La matité que l'on perçoit à son niveau se continue sans interruption avec la matité hépatique, et la tumeur semble représenter un diverticulum, un appendice oblong suspendu à la moitié environ du bord droit de l'organe.

En palpant la tumeur, il est difficile de s'assurer si elle dépend de la glande hépatique et si elle se déplace suivant les mouvements respiratoires.

On ne peut d'ailleurs pas lui donner ou lui imprimer des mouvements de latéralité, si ce n'est peut-être au niveau de la partie inférieure qui est un peu mobilisable.

La forme est celle d'un ovoïde piriforme à grosse extrémité tournée en bas, perpendiculairement au bord libre du foie. Elle semble s'amincir vers la profondeur : elle n'offre ni bosselure, ni saillie inégale, mais une tension et une dureté presque pierreuse.

La palpation provoque des douleurs assez vives, non seulement au niveau de la portion libre et superficielle de la tumeur, mais profondément vers son insertion au foie. La glande hépatique elle-même paraît douée d'une sensibilité exagérée à ce niveau.

Ces caractères suffisent pour faire affirmer que la tumeur est constituée par la vésicule biliaire épaissie ou tendue et probablement enflammée.

Nous arrivons à conclure, en procédant par exclusion, que la vésicule biliaire est seule en cause, et qu'il ne s'agit ni d'une tumeur pylorique, ni d'une induration épiploïque. Le bon état relatif de la santé générale, la conservation de l'appétit et des fonctions gastriques en sont encore des preuves indirectes. Reste à déterminer quelle est la nature de la lésion ainsi localisée à la vésicule biliaire. *A priori* nous devons éliminer l'idée d'une affection cancéreuse. Le fait actuel se place tout naturellement dans le groupe des affections irritatives et inflammatoires.

Il ne s'agit pourtant certainement pas ici d'une cholécystite aiguë, et en procédant par exclusion, le diagnostic se trouve circonscrit entre les deux hypothèses suivantes :

Ou il s'agit d'une cholécystite chronique, ou d'une hydropisie de la vésicule biliaire, deux processus d'ailleurs très voisins. Il est certain que chez cette malade la vésicule biliaire est distendue par du liquide, mais nous ne pouvons affirmer que cela. Si théoriquement la présence des calculs est probable, en pareil cas, rien ne la démontre d'une façon absolue. L'exploration de la tumeur ne permet de sentir ni bosselures, ni saillies inégalement dures et douloureuses. Tout l'organe offre une consistance pierreuse, il est vrai, mais cette sensation indique seulement l'extrême tension de la paroi vésiculaire pour la poussée des liquides. Bien entendu nous n'avons pu constater le choc produit par la collision de calculs, signe plus théorique que pratique

Ainsi les résultats pourvus par l'examen direct de la tumeur n'indiquent rien au sujet de la nature de son contenu.

Nous ne pouvons pas affirmer la présence d'un calcul, non plus que la nier. L'absence d'ictère à toutes les périodes de la maladie de cette femme n'est pas plus probante. De volumineux calculs se développent journellement dans la vésicule biliaire, sans donner lieu à aucun symptôme, et passent inaperçus jusqu'à l'autopsie.

D'autre part, les antécédents morbides de la malade ne fournissent que des présomptions très vagues au sujet d'une lithiase.

Au point de vue clinique, la question du diagnostic pathogénique reste donc indécise. Cependant, il est très probable que notre malade est atteinte de lithiase, bien qu'elle n'en ait jamais présenté les symptômes et que c'est un calcul enclavé dans le canal cystique, qui détermine chez elle la rétention du mucus et la distension de la vésicule. Il est vraisemblable que la contusion de la région hépatique a donné un coup de fouet à la lésion et activé le processus irritatif qui n'avait jusqu'alors qu'une évolution très lente. En tous cas, elle a dû provoquer de la péritonite locale, car même actuellement, la zone douloureuse constatable à la pression, s'étend notablement en dehors de la vésicule.

Le 25 mars 1890, la malade, après être restée six semaines dans le service de M. Rendu, est envoyée dans le service de M. le Dr Terrier ; à l'hôpital Bichat.

Son état général était alors satisfaisant. Elle souffrait peu, mangeait bien et paraissait en parfaite santé. Mais la tumeur, quoique un peu diminuée de volume, et devenue complètement indolente, n'en persistait pas moins, presque sans modifications.

Dans ces conditions, l'intervention chirurgicale était indiquée, et M. Terrier pratiqua, le 14 avril, l'opération suivante :

Incision le long du bord externe du droit de l'abdomen, mesurant huit à dix cent. — La vésicule fait hernie dans la plaie, sous forme d'une tuméfaction arrondie, grossièrement piriforme, d'aspect blanc bleuâtre, et sillonnée de quelques traînées vasculaires. Décortication et dissection de la tumeur, que l'on isole des parties voisines. Le décollement est rendu relativement facile par l'épaississement du péritoine à ce niveau, c'est une coque résistante que l'on ne craint pas de rompre.

On décolle la vésicule de la fossette hépatique, ce qui entraîne une légère hémorragie. — Pas de ligatures.

La tumeur est manifestement fluctuante. Il est certains points cependant où la consistance est plus dure, et où l'on peut soupçonner un calcul.

Ponction, aspiration, donnant 50 à 60 grammes d'un liquide blanc jaunâtre, rappelant les caractères physiques du pus. On pratique une ouverture assez large.

Extirpation de nombreux calculs de grandeurs variables, jusqu'au volume d'une noisette, à facettes aplaties, par pression réciproque.

L'exploration du col montre l'existence d'un gros calcul, enclavé à son union avec le canal cystique.

De nombreux essais d'extirpation, aux doigts, à la curette, aux pinces mousses, restent infructueux. On n'a pas trop insisté, de crainte de déchirer le canal cystique, peu résistant. (Accident arrivé au prof. Trélat, dans une opération antérieure.)

La cholécystectomie est alors jugée nécessaire, en même temps que l'excision de la fraction terminale du canal cystique. On fait une première ligature au-dessous du calcul. Cette première ligature n'est pas suffisante et la bile s'écoule. On en pratique une deuxième à un cent. au delà.

Puis, avec les débris de la coque péritonéale, suturée aux lèvres cutanées, on circonscrit aussi exactement que possible, une petite cavité, distincte de la grande cavité péritonéale.

Cette cavité a la forme d'un infundibulum, limité d'une part, par la coque péritonéale, d'autre part, par la fosette cystique du foie.

Au fond de l'infundibulum, le canal cystique est visible à la partie profonde. Drainage de cette petite cavité, à l'aide d'un gros tube. Suture de la plaie de la paroi au-dessus et au-dessous du drain. Durée, 1 h. 25.

Le lendemain, le pansement est inondé de bile. L'après-midi est bon. Temp. 37. Ps. 84.

Le lendemain temp. 37, 2 Ps. 78. le pansement est encore inondé de bile, et l'on se voit obligé de le renouveler.

Les jours suivants, le suintement incessant de la bile nécessite un pansement matin et soir. Grâce à l'isolement de la petite cavité séparée de la cavité séreuse, le péritoine est absolument protégé. Pas de trace de péritonite. L'état général est très satisfaisant. Pas la moindre poussée fébrile. Température et pouls normaux.

Le 7 avril, treizième jour de l'opération, l'écoulement de bile a cessé complètement. Etat général très bon. La malade mange avec un excellent appétit, et digère très bien. La plaie est en parfait état.

La guérison était complète au vingtième jour.

Revue six mois après, en très bonne santé. Les forces étaient revenues, et les douleurs anciennes n'avaient pas reparu à cette date.

2e Observation de M. Terrier.

Coliques hépatiques depuis vingt-six ans. — Crises subintrantes pen-

dant cinq mois. — *Cholécystectomie*. — *Guérison*. — (Observation
rédigée sur les notes de M. le D' Valette, ancien interne des hôpitaux
et médecin traitant de la malade.)

Mme Gott..., 55 ans, institutrice, entre le 23 juin 1890 chez les
religieuses de Saint-Sauveur, pour y être opérée de cholécystectomie.

Antécédents héréditaires. — La grand'mère de la malade est morte
d'une affection du foie, avec crises douloureuses; sa tante a succombé
à des coliques hépatiques; enfin sa mère a eu la jaunisse, mais sans
crises douloureuses, elle est encore vivante et est âgée de plus de
soixante-dix ans. Un frère de la malade est goutteux; le père est mort
d'apoplexie à cinquante ans.

Antécédents personnels. — Réglée à douze ans, mariée à vingt-trois,
Mme G... a eu une fille à vingt-quatre ans, pas de fausses couches;
ménopause vers quarante-cinq ans.

En 1864, la malade fut soignée pour des crises douloureuses occu-
pant la région hépatique et les reins, il n'y eut pas d'ictère, et à cette
date on ne peut pas formuler de diagnostic; c'est à partir de cette
époque que Mme G... prit de l'embonpoint; les *règles* étaient assez
irrégulières.

En 1867, nouveaux accès douloureux suivis d'une jaunisse qui dura
environ six semaines; le diagnostic de coliques hépatiques fut alors
posé. Or, depuis ce moment, la malade assure avoir conservé un état
d'endolorissement permanent de la région hépatique, avec accès douloureux rémittents plus ou moins intenses; toutefois elle pouvait
vaquer à ses occupations habituelles.

En 1872, nouvelle atteinte d'accidents hépatiques; les douleurs
furent très intenses, mais il n'y eut pas de jaunisse.

M. Le Dentu, appelé auprès de la malade, aurait diagnostiqué des
coliques hépatiques et néphrétiques; il ordonna des injections sous-
cutanées de morphine. Ces troubles durèrent six semaines.

Nouvelles crises en 1878, pendant deux à trois jours, puis, en 1886,
pendant deux semaines environ. Il n'y eut pas de nouvelle attaque
jusqu'en décembre 1889.

Il faut bien noter que, depuis l'attaque de 1867 jusqu'à la fin de 1889,
c'est-à-dire pendant vingt années, Mme Gott... a presque constamment
souffert de son foie; tout en ayant de longues périodes d'accalmie, les
douleurs hépatiques n'ont jamais complètement disparu. Cependant,
jusqu'à la phase actuelle, ces souffrances, supportables, n'avaient

jamais influencé la nutrition ; la malade se plaignait surtout de constipation opiniâtre, mais cela dès son enfance.

Au mois de décembre 1889, M. le Dr Valette fut appelé pour la première fois auprès de Mme Gett... ; il constata alors l'existence de coliques hépatiques, particulièrement douloureuses ; la malade, en proie à des souffrances atroces, était souvent dans un état demi-syncopal. Les douleurs occupaient tout l'abdomen et étaient exagérées par le plus léger contact soit des mains soit des couvertures ; toutefois, la sensibilité du ventre était surtout exagérée au niveau de la vésicule biliaire, et dans les reins ; les douleurs irradiaient en arrière dans l'épaule droite, et en avant vers la région sous-ombilicale et l'épigastre.

Le plus souvent, la moindre pression sur le ventre notablement ballonné, provoquait des vomiturations et du hoquet. Sous l'influence des injections sous-cutanées de chlorhydrate de morphine, ces accidents douloureux se calmaient quelque peu, et l'on pouvait alors examiner de plus près la malade.

Le foie était très notablement augmenté de volume, il dépassait les fausses côtes de quatre travers de doigts, atteignait l'épine iliaque antéro-supérieure droite, et descendait jusque dans la fosse iliaque correspondante.

La surface de l'organe était lisse, ses bords légèrement arrondis, autant qu'il soit permis de l'affirmer, étant donnée l'obésité de la malade. On constatait un peu de congestion pulmonaire à la base droite. Pas d'ictère. Cette crise de coliques fut traitée par les injections sous-cutanées de morphine, les purgatifs, l'eau de Vichy et se termina favorablement. Néanmoins les douleurs, bien que fort atténuées, persistaient, et il resta un engorgement marqué du foie, malgré l'emploi des révulsifs sur la région hépatique.

Les accès douloureux reparurent en février dernier (1890) et à partir de ce moment, la maladie revêt une symptomatologie assez uniforme, toujours d'après le Dr Valette, qui suivait la malade avec le plus grand soin.

A partir de ce moment, les crises douloureuses se sont renouvelées presque tous les jours, l'emploi des injections sous-cutanées de morphine permettait seul quelques heures de repos. (On utilisait par jour 2 centigrammes de chlorhydrate.)

Parmi ces crises, il en était de particulièrement violentes avec tendances syncopales: hoquet, vomissements, ballonnement et sensibilité extrême du ventre. Jamais on n'a noté d'accidents fébriles. La constipation était constante, les urines rares, les conjonctives subictériques, les matières intestinales expulsées étaient colorées normalement.

La malade se nourrissait fort difficilement, par suite d'une inappétence presque absolue et de vomissements fréquents.

Le 24 mars, apparition de la jaunisse, avec tous les symptômes de l'obstruction du canal cholédoque : le foie augmente de volume surtout à droite, les urines prennent une teinte acajou et offrent la réaction de la bile, les matières intestinales sont entièrement décolorées.

A cette époque, le Dr Valette fit voir la malade à mon ami le Dr Cornillon (de Vichy), et celui-ci confirma entièrement le diagnostic d'obstruction du canal cholédoque par des calculs hépatiques.

Le traitement suivi consista en : injections sous-cutanées de chlorhydrate de morphine ; purgatifs cholagogues ; sulfate de soude, calomel, podophyle, huile d'olive, évonimyne ; pointes de feu sur la région hépatique, vésicatoires volants sur la même région ; salicylate de soude.

Dans toute cette période, les phénomènes douloureux avaient leur maximum d'intensité au niveau de la vésicule, bien que le volume de celle-ci ne pût être apprécié au palper.

Le 18 avril, l'état de Mme Gott.., s'améliora un peu, les selles redevinrent colorées, l'ictère diminua, les urines s'éclaircirent, et les douleurs s'amendèrent. Malheureusement, cette accalmie ne dura que quelques jours et les crises reparurent aussi intenses.

Mon excellent ami et collègue le Dr Rigal fut appelé en consultation par le Dr Valette ; il conseilla l'administration de térébenthine et d'éther, les eaux de Carlsbad et de Hombourg, sans d'ailleurs obtenir d'amélioration.

Au commencement de mai (le 6), je vis la malade avec mes confrères et je constatai l'augmentation de volume de la vésicule biliaire ; aussi, n'ayant aucun doute sur la lésion hépatique, je conseillai une intervention chirurgicale : cholécysto ou cholécystectomie, opinion qui fut partagée par mes confrères.

Une analyse d'urine, faite à cette date, donnait 11 grammes d'urée par litre et la malade expulsait de 1,000 à 1,200 grammes de liquide urinaire par jour.

Le traitement médical fut encore continué, mais sans succès, pendant un mois ; les crises étaient quotidiennes, l'amaigrissement et la faiblesse étaient extrêmes. L'urée était tombée à 6 gr. 50 par litre ; Mme G... urinait de 800 grammes à 1,000 grammes par jour.

Une seconde consultation eut lieu le 16 juin, et ce jour même il y eut une certaine détente dans l'intensité des phénomènes morbides. Cependant, vu la persistance des douleurs, l'affaiblissement progressif, l'amaigrissement et l'inutilité de tout traitement médical, on conclut à la nécessité d'une opération qui fut acceptée par la malade.

Lors de son entrée à la maison de santé, on constate que Mme Gett... est notablement amaigrie, quoiqu'elle conserve encore un certain embonpoint ; la faiblesse est excessive, les tendances syncopales fréquentes.

Les selles sont légèrement colorées ; les urines, de teinte acajou, varient entre 800 grammes et 1,000 grammes par vingt-quatre heures ; elles ne renferment pas d'albumine. Le foie est gros et douloureux au palper, surtout au niveau de la vésicule qu'on sent notablement dilatée. La teinte subictérique des téguments et de la conjonctive persiste avec des variations journalières ; les crises se répètent tous les jours et sont fort douloureuses.

Le 28 juin, à la suite d'une crise plus intense que les autres, Mme Gett... fut prise de vomissements bilieux répétés.

L'alimentation se fait assez bien, l'appétit est nul, il y a même un violent dégoût pour les aliments.

L'examen du cœur et des poumons ne donne que des résultats négatifs.

L'opération est faite le 7 juillet 1890, avec l'aide de mon collègue et ami, M. le Dr Quénu. M. le Dr Péraire endormit la malade. Les Drs Rigal, Valette et mon interne, M. Calot assistaient à l'opération. M. le Dr Poupinel préparait les instruments.

L'ouverture de l'abdomen est faite sur le bord externe du muscle grand droit situé à droite, c'est-à-dire en regard de la vésicule biliaire. Cette incision, rapidement conduite, ne nécessita le pincement que de quelques vaisseaux.

Le péritoine, ouvert avec des ciseaux mousses, on découvre sous le lobe droit du foie, la vésicule biliaire très volumineuse et très distendue par le liquide qu'elle renferme. Elle adhère, par son fond, à l'épiploon, et on l'en détache facilement.

Ceci fait, on fait saillir, hors la plaie, la vésicule, et on la ponctionne avec le trocart moyen de l'appareil Potain. On peut ainsi retirer environ un quart de litre de liquide visqueux, à peine teinté en jaune par la bile. Il paraît évident que le liquide de la vésicule ne s'écoule plus dans l'intestin, et que, d'autre part, la bile n'arrive plus dans la vésicule.

On dénude un peu la vésicule de ses adhérences voisines avec le foie et le duodénum, et on l'ouvre largement dans le but d'enlever les calculs qu'elle contient, calculs parfaitement sentis avec la canule du trocart explorateur, pendant qu'on pratiquait l'évacuation du liquide cystique. On évacue ainsi pas mal de liquide muqueux légèrement teinté en jaune, et des calculs de cholestérine dont la surface est très fortement teintée en noir.

En explorant avec le doigt l'intérieur de la vésicule très dilatée, avons-nous déjà dit, on constate qu'il existe d'autres calculs très profondément situés vers le col lui-même anormalement dilaté. Pour arriver à ces calculs, il faut ouvrir plus largement la vésicule, et la séparer plus complètement des parties voisines, en particulier, de la face inférieure du foie.

Cette dissociation faite en partie avec les doigts et des ciseaux mousses, donna pas mal de sang, qui, d'ailleurs, fut assez facile à arrêter, grâce à une compression prolongée faite avec une éponge.

Les parois de la vésicule, étant maintenues par des pinces à pression, on peut, après l'avoir plus largement ouverte, enlever d'autres calculs, mais c'est à grand'peine qu'on arrive aux calculs situés aux environs du col. Ceux-ci, immobilisés par leur volume, sont évidés à l'aide d'une curette, de pinces de Kocher, de pinces à griffes, en ménageant les parois de la vésicule, parois épaissies et hypertrophiées. Pressant en dehors avec l'index introduit au hile du foie, et manœuvrant avec les curettes ou les pinces, j'arrive à grand'peine à évacuer les calculs situés dans une première dilatation près du col de la vésicule.

Cette nouvelle évacuation faite, je constatai encore dans un diverticule plus profond, toujours au niveau du col très infléchi en S, un autre gros calcul absolument enchatonné et immobilisé. La loge que je venais de vider, semblait séparée de la suivante par un rétrécissement dans lequel je pouvais à peine introduire mon index.

Je renouvelai alors les manœuvres précédentes, à savoir : l'incision de la paroi de la vésicule poussée aussi loin que possible et permettant de s'approcher du calcul ; le maintien des bords de cette incision par des pinces à pression américaines ou des pinces de Kocher; puis j'attaquai le calcul avec la curette ou les pinces à griffes ou de Kocher. C'est au prix de patients efforts que je parvins à diviser le calcul en plusieurs morceaux et que je pus l'enlever peu à peu. Mais dans ces mouvements, un débris de calcul, au lieu de sortir par l'ouverture de la vésicule, s'engagea profondément jusque dans le canal cystique très dilaté lui-même. Grâce à des pressions faites sur le canal, en agissant sous la face inférieure du foie, grâce à l'emploi méthodique des curettes et des pinces à griffes, on put encore briser le calcul et enfin l'enlever.

Tous les calculs situés soit dans la vésicule, soit dans son col dilaté et recourbé en S, soit dans le canal cystique, étaient enlevés; et une exploration du hile faite avec soin permit de s'assurer qu'on n'en sentait pas d'autres du côté du canal cholédoque.

Ceci fait, les pinces à pression qui maintenaient les parois de la vésicule, vésicule ouverte jusque près de son col, furent saisies et réunies en un faisceau, et un fil de soie de moyen calibre fut passé au-dessous de ces pinces, de façon à lier le col de la vésicule. Cette ligature faite par mon ami le Dr Quénu, je reséquai la vésicule et l'enlevai. Au-dessous d'elle et sur le duodénum, je dus lier deux petites artérioles; ce furent les seules ligatures à faire.

On fit alors une toilette soignée des parties voisines, qui bien qu'abritées par des compresses et des éponges, sont souillées de mucus et surtout de nombreux débris de calculs, débris noirâtres et assez difficiles à enlever.

Cette toilette faite, un point de suture de soie est placé sur une déchirure du lobe droit, déchirure faite lors de l'isolement de la vésicule; toute la surface du foie, qui avait d'abord pas mal saigné, ne donne plus du tout de sang.

Un drain de moyen calibre est placé du col de la vésicule à la plaie abdominale à la réunion de son tiers supérieur avec ses deux tiers inférieurs.

De plus, pour isoler en quelque sorte le trajet du drain, de la grande cavité abdominale, je fais deux sutures qui unissent l'épiploon au péritoine pariétal; une autre ligature fut faite sur un vaisseau de l'épiploon qui donnait.

La réunion de la paroi fut faite, d'abord en suturant le péritoine avec de la soie très fine, puis en suturant les plaies aponévrotiques avec la même soie; enfin les téguments furent réunis par des points superficiels et profonds au crin de Florence.

La longueur de l'incision cutanée est de vingt-cinq centimètres environ.

Cette opération, fort pénible à cause de l'extraction des calculs, a duré plus de deux heures.

Pansement avec la poudre de salol et la gaze au salol; ouate au salol; le tout entouré d'ouate ordinaire et d'une bande de flanelle.

6 heures du soir: la malade était assez bien et souffrait peu. On avait fait quelques injections sous-cutanées d'éther et de caféine pour relever les forces de la malade; plus, une injection de 1 centigramme de chlorhydrate de morphine vers les 4 heures, pour calmer un peu l'agitation.

Dans la soirée, nausées et vomissements avec douleurs violentes dans le côté droit. On donne de la glace. Pouls, 110. Temp. 36°,9.

8. — Nuit agitée. Pouls large et plein : 112. Respiration normale. Douleurs vives vers la plaie qui irradient dans l'abdomen. Langue humide, soif assez vive.

Le pansement et les draps de la malade sont inondés de bile. On refait le pansement. L'abdomen est ballonné, dur et douloureux au toucher. Quelques vomissements glaireux et nausées.

Injection de morphine. Bouillon et lait glacés. Temp. du matin 36°,5; le soir 36°,2. 2.300 grammes d'urine colorée par la bile en vingt-quatre heures.

9. — Nuit médiocre. Ventre peu douloureux, un lavement a provoqué de nombreuses évacuations gazeuses et l'expulsion de matières intestinales faiblement colorées. Encore quelques vomissements et des nausées. L'ictère tend à diminuer. Pouls 120. Temp. matin 36°,1. Soir 36°.

Glace, potion de Rivière. Injections sous-cutanées de caféine et de morphine.

10. — Les nausées et vomissements persistent encore. Insomnie et abattement, un peu d'anhélation. Langue humide, dégoût pour toute alimentation. Pouls 120. On met un vésicatoire volant à l'épigastre.

Le pansement est encore inondé de bile. Il est refait. On continue la glace et les injections sous-cutanées de caféine et de morphine. Un lavement permet l'évacuation de gaz. Temp. matin 36°, 1, soir 36°, 8, 600 grammes d'urine en vingt-quatre heures.

11. — Amélioration ; les vomissements se calment, l'ictère a presque totalement disparu ; les douleurs abdominales sont très amoindries. Les matières intestinales sont à peine colorées, les urines plus abondantes et moins foncées (700 grammes). Pouls 100. Le pansement est toujours inondé de bile et doit être fait. Temp. matin 36°, 8, soir 36°, 5.

La malade peut prendre du bouillon, du champagne et du grog.

12. — L'amélioration continue. Pouls 91. Ventre peu sensible ; les vomissements sont rares. L'alimentation est possible. 650 grammes d'urine en vingt-quatre heures. Pansement inondé de bile. Temp. du matin et du soir 36°, 7.

13. — Un peu de sommeil ; vomissements de plus en plus rares. Le pansement est toujours traversé par la bile. Un lavement donne lieu à une garde-robe teintée en jaune. Pouls 88. 850 grammes d'urine en vingt-quatre heures. Temp. matin 36°, 3, du soir 36°, 5,

14. — L'état général est meilleur ; quelques éructations seulement, pas de vomissements, pas de coliques ; langue bonne, inappétence. Pouls à 76. 720 grammes d'urine en vingt-quatre heures. Temp. du matin 36 degrés, du soir, 36°, 9. Garde robe colorée en jaune.

15, 16, 17. — Même état général. Chaque jour on fait le pansement, celui-ci étant imbibé de bile et souvent transpercé. Le ventre est tout à fait indolore.

L'appétit est nul, toutefois l'alimentation se fait assez bien.

La température varie entre 36 degrés et 37 degrés. Les urines rendues en vingt-quatre heures sont de : 700, 800 et 600 grammes, elles sont presque normales et non colorées par la bile.

18. — Bon état général, sauf une faiblesse assez grande et l'inappétence ; une garde-robe colorée, mais faiblement. Un litre d'urine en vingt-quatre heures. Alimentation avec des potages, des œufs, etc.

19. — On analyse l'urine et voici la note remise par M. Peccate, pharmacien à Paris :

Couleur normale, réaction un peu ammoniacale. Densité à 15 degrés centigrades, 1012.

Ni sucre, ni albumine, ni matières colorantes de la bile, 9°, 58 d'urée par litre, c'est-à-dire par vingt-quatre heures, car la maladie élimine un litre par jour.

20, 21, 22. — L'amélioration continue ; garde-robes colorées, en même temps que l'écoulement de bile par le tube tend à diminuer. On a enlevé les crins de Florence, qui réunissaient la plaie, et en deux points la réunion est dissociée sous l'influence d'un effort. Actuellement ces petites plaies sont en pleine cicatrisation.

Le 22. — La température du soir monte à 37°, 2.

Les urines varient de 900 à 1,000 grammes par jour.

23. — Le drain est un peu raccourci, le pansement est très peu souillé par la bile.

Dans l'après-midi, Mme G... se plaint seulement de tension douloureuse vers la région du foie. Dans la journée une garde-robe décolorée.

24. — La bile a de nouveau inondé le pansement, qui est même traversé. La malade ne souffre plus du côté, il est évident qu'il y avait eu rétention du liquide dans le trajet fistuleux, et que la bile ne s'était pas écoulée dans l'intestin.

25. — Le pansement est fort peu sali par la bile; d'ailleurs on a eu une garde-robe colorée presque normalement.

26, 27, 28, 29. — Etat stationnaire. La malade se lève un peu.

30. On remplace le drain par un plus petit. La bile s'écoule à peine par ce nouveau drain.

31. — Diminution de l'écoulement par la fistule. Garde-robe normale, bien colorée.

1er et 2 août. — La quantité de bile trouvée dans le pansement est insignifiante. L'appétit tend à renaître.

3. — Le drain ne fournit plus de bile: il est retiré le 4. La malade se lève plusieurs heures par jour.

Les 5, 6, 7, 8, le trajet fistuleux se cicatrise et donne à peine quelques gouttes de liquide séreux, qui tache le lint boriqué. L'appétit renaît, le sommeil est bon. La malade sort de la maison de santé le 9 août, et va à la campagne.

J'ai reçu des nouvelles de Mme G. le 2 septembre; elle allait de mieux en mieux, toutefois elle ressentait encore quelques douleurs du côté de sa cicatrice, surtout lors des mouvements et de la marche, elle se plaignait de sa faiblesse, qui persistait encore. Les fonctions digestives sont excellentes et l'appétit parfait (¹).

(1) Le 5 octobre 1890, je recevais de la malade les nouvelles suivantes :
La malade va de mieux en mieux, les forces reviennent graduellement, elle fait maintenant une promenade tous les jours, (depuis environ 3 semaines le teint est meilleur, l'embonpoint revient, les digestions se font bien, quoi-

OBSERVATION DE M. BROCA

Calculs enclavés dans le canal cystique. — Cholécystite suppurée.
— Cholécystectomie. (Rédigée d'après les notes de M. HARTMANN.)

Adéline-Césarine, doreuse, 49 ans, née à Rouen, est entrée le 12 septembre 1890 à l'hopital Bichat, salle Chassagnac, numéro 2, dans le service de M. Terrier suppléé par M. Broca.

Cette femme est venue consulter le jour même au Bureau Central d'admission, envoyée par un médecin qui soupçonnait un abcès au foie. M. Broca la reçoit dans son service. Cette femme raconte que depuis quelques années elle ressent dans l'abdomen quelques petites douleurs vagues sans importance ; quelques mois après, elle a constaté un écoulement jaunâtre par la vulve.

La malade vient consulter pour une tumeur de la partie droite de l'abdomen, qui d'après elle, existerait depuis 3 ou 4 ans, aurait été mobile au début, aurait roulé sous le doigt. Depuis 1 an environ, cette mobilité avait cessé. Mais elle avait en même temps beaucoup maigri.

Comme antécédents, on note seulement une pleurésie gauche il y a 10 ans environ.

Réglée à quatorze ans et demi, normalement, ménopause sans accidents, il y a 3 ou 4 ans. Père alcoolique mort à soixante ans, mère morte d'asthme. Frères et sœurs bien portants.

La malade a eu 4 enfants, trois sont morts en bas âge de convulsions, il lui reste une fille de 25 ans, bien portante. Une fausse couche.

21 sept. On constate dans la partie droite de l'abdomen une tumeur qui s'arrête en dedans, à deux travers de doigt de l'ombilic, descend à un travers de doigt de l'épine iliaque antérieure et supérieure, et remonte vers les fausses côtes, sans limites nettes, confondant sa matité avec celle du foie. En arrière, cette tumeur est dure, rénitente. Sa surface est un peu inégale, et paraît présenter quelques petits

qu'elles soient encore un peu lentes; cependant l'appétit n'est pas très grand, et les douleurs dans le côté du ventre persistent encore, mais ce qui laisse surtout à désirer, c'est le sommeil qui ne revient pas malgré les potions que le Dr Valette a prescrites.

En somme, la malade est bien heureuse de se trouver dans cet état, d'autant qu'elle le voit chaque jour s'améliorer.

La malade a été revue en novembre. Les douleurs ont complètement disparu, les fonctions digestives sont redevenues normales, et la malade ressent un état de bien-être qu'elle ne connaissait plus depuis de longues années.

mamelons. En bas, elle se limite par un bord net, un peu arrondi et un peu en dehors du bord latéral du muscle droit. Le bord extrême présente une légère échancrure. Un peu à droite et au-dessous de l'ombilic la palpation éveille quelque sensibilité. La tumeur est un peu mobile dans le sens antéro-postérieur, car on se la renvoie avec les deux mains. A l'angle costo-iliaque, à la paroi abdominale antérieure, pas de mobilité dans le sens transversal. Pas de frémissement hydatique.

La matité hépatique commence à trois travers de doigt au-dessous du mamelon, mais ne devient matité vraie qu'à un doigt et demi plus bas, se continuant avec celle de la tumeur. La palpation est douloureuse. Les limites de la rate ne peuvent être déterminées ni par le palper, ni par la percussion. L'estomac clapote dans la limite normale. Rien à noter dans le palper abdominal. En faisant asseoir la malade, on constate une éventration sus et sous-ombilicale, et en même temps une voussure au niveau des deux fosses iliaques. Rien à l'inspection du ventre, sauf quelques veines volumineuses aussi marquées à droite qu'à gauche, pas d'ascite ni d'ictère. La malade dit qu'elle n'a jamais eu la jaunisse.

L'auscultation fait entendre au poumon gauche une respiration un peu soufflante. Rien au cœur. Au toucher vaginal, le col est presque effacé, mais l'on reconnaît son orifice. L'utérus ne paraît pas volumineux. Mais on ne peut passer la main entre l'utérus et la tumeur abdominale, à cause de la douleur que l'on provoque.

L'appétit est bon.

Laparotomie. — Le 14 octobre, par M. Broca, aidé par M. Hartmann; le chloroforme est donné par M. Louis, interne du service. Incision médiane de l'appendice xyphoïde à deux doigts au-dessous de l'ombilic. Le plan adipeux est très épaissi. Le péritoine une fois ouvert, le bord du foie appparaît normal. On explore les deux faces, et toute la partie située à gauche du ligament falciforme est manifestement ferme. L'incision pariétale est alors agrandie jusqu'à l'ombilic.

La main exploratrice sent alors la tumeur accolée contre la face inférieure du foie, et bombant sous le rebord intérieur à droite du ligament falciforme. Cette tumeur est manifestement rénitente, elle est entourée de masses graisseuses néomembraneuses. Des compresses stérilisées protègent avec soin l'intestin qui de la sorte n'a presque pas été vu pendant l'opération. M. Hartmann introduit sa main sous la limite inférieure de la tumeur, qu'il refoule ainsi en avant, en masse.

Ponction de 150 grammes de liquide puriforme.

Le trocart ayant été retiré, une pince à kyste est placée sur l'orifice de la ponction, Cette pince prend d'ailleurs assez mal, car des adhérences péritonéales la séparent de la poche proprement dite. On incline donc très légèrement cette coque, et l'on commence la décortication avec l'ongle. Cette décortication se fait assez aisément à l'extrémité inférieure et au bord gauche de la poche. On isole ainsi la paroi de la tumeur d'une langue formée par le péritoine épaissi adhérent à l'angle supérieur du duodénum, et d'une graisse dure, rappelant celle que l'on voit autour de certaines pyélites calculeuses.

Le bord libéré de cette paroi adventice est saisi au fur et à mesure dans des pinces à pression, de façon qu'il soit toujours bien accroché. On est toujours resté contre la paroi de la tumeur, sans craindre de l'érailler de l'ongle, évitant au contraire avec grand soin toute solution de continuité dans la poche adventice.

Cette décortication ne donne lieu qu'à très peu d'hémorragie en nappe. Après l'avoir poussé de façon à pouvoir bien saisir dans une pince le fond de la poche, on passe à la décortication de la face supérieure à droite.

Ici la besogne devient beaucoup plus difficile : il y avait, en effet, adhérence intime avec la face inférieure du foie et l'on pénètre à deux ou trois reprises dans la substance hépatique friable et saignant assez abondamment.

En deux places mêmes, dans les adhérences lardacées, un petit jet artériel donne.

On applique alors une éponge entre la face inférieure du foie et la poche, dont la partie inférieure était isolée, et nous constatons que décidément cette poche qui remontait en s'effilant sur la face inférieure du foie était bien la vésicule.

Il fallait donc pour que l'intervention fût complète, non pas seulement suturer à la paroi la poche dont le fond était mobilisé, mais continuer la décortication jusqu'au canal cystique, et extirper toute la vésicule.

Cette décortication fut poursuivie avec les ongles, en se servant toutefois de temps à autres du bistouri, pour avoir raison de quelques fibres très adhérentes, de façon à se tenir toujours très exactement contre la paroi musculaire. Mais à mi-chemin environ, une difficulté survint. La poche qui avait résisté jusque-là devint friable ; le doigt l'effondre, et du liquide puriforme s'écoula en assez grande abondance. On ne s'en inquiéta pas outre mesure, car le champ opératoire était très bien limité par les compresses.

On éponge le liquide, puis l'on applique une pince courbe au delà du point perforé, et l'on resèque franchement tout ce qui était libéré. La partie restante fut heureusement assez solide : elle était beaucoup moins adhérente.

A partir de là, on arrive donc très rapidement au canal cystique, et dans le col de la vésicule, il y avait un calcul arrondi, dur, gros comme une forte noisette.

D'un doigt introduit au delà de lui sous la face inférieure du foie, l'aide le repousse. Le calcul énucléé était d'un vert noirâtre.

On termina alors en appliquant aussi loin que possible une ligature à la soie plate sur le canal cystique. Tout ce qui était en deçà de cette ligature fut réséqué. Ce pédicule ne saignant pas l'on passe à sa paroi péritonéo-duodénale.

Dans son bord que maintenaient des fils en bourse, une série d'anses de fils de soie furent placées aussi soigneusement, croisées en chaîne. Cela fait, on enleva l'éponge appliquée contre la face inférieure du foie, ce qui produisait un suintement sanguin assez abondant.

Entre elle et la collerette péritonéale que l'on venait de garnir de fils, il y avait une cavité bien close, remontant jusqu'au niveau du col lié de la vésicule. On remit tout simplement une éponge contre la face inférieure du foie. On sutura en étage toute la plaie pariétale jusqu'auprès de l'ombilic. La partie restante fut suturée en bourse avec les fils placés à l'avance.

Avant de serrer définitivement la bourse, on enleva l'éponge sous-hépatique, qui fut remplacée par une longue mèche de gaze iodoformée que l'on poussa avec des pinces longues, de façon à faire un tamponnement médiocrement serré. Pansement à l'iodoforme.

Le soir, temp. 37°, Ps. 78, R. 33. Le malade a eu dans la journée et dans la nuit des vomissements.

12 oct. au matin. Les vomissements ont cessé. T. 37,8, Ps. 80, R. 30. Le soir, T. 37.8 Ps. 86, R. 45.

Quelques légères douleurs abdominales. L'état est en somme satisfaisant.

Les doubles de gaze iodoformée qui protègent la plaie sont tachées d'une sérosité sanguinolente. Le pansement est renouvelé,

13 oct. La malade va bien. Elle est calme. Suintement toujours abondant le long de la mèche iodoformée.

Le pansement est donc refait, et comme il est teinté de sang, on laisse la mèche iodoformée.

Le matin. Temp. 37, P. 78, R.

Le soir, Temp. 38, 2. P. 86. R. 48.

14 oct. Le pansement est humecté d'un liquide jaune, sans doute de la bile.

La mèche iodoformée est retirée et remplacée par un drain long et de moyen calibre. La cicatrice est toujours dans un état satisfaisant.

Le matin, 37° 4. P. 78, R. 45.

Le soir, 37° 5. P. 76, R. 46.

Au quatrième jour après l'opération, le drain ne rendait plus qu'une petite quantité de séro-pus nécessitant seulement le changement du pansement tous les deux jours. Diminué progressivement de longueur et de diamètre, le drain était supprimé le 20 octobre; à sa place il persistait une fistule étroite, mais paraissant profonde, ayant toujours tendance à suinter; le 30 octobre, la malade se lève ; le 15 novembre, elle sort de l'hôpital. Depuis cette époque, elle est venue une ou deux fois par semaine faire panser sa fistule : celle-ci n'est pas encore tout à fait tarie, mais un léger pansement suffit à la protéger, et la malade peut vaquer sans fatigue à ses occupations : son état général est excellent.

OBSERVATION DE D'ANTONA (1)

Cholécystectomie. — J'ai pratiqué la cholécystectomie pour une tumeur assez développée de la vésicule biliaire que les médecins avaient diagnostiquée comme étant d'origine cancéreuse.

Après avoir sectionné longitudinalement la paroi abdominale audessus de la tumeur, je trouvai la vésicule augmentée de volume et remplie d'un liquide clair, et j'aperçus, au commencement du conduit cystique, un renflement un peu dur, gros comme une noix. Je disséquai la vésicule, je liai le conduit cystique en arrière de la tumeur et j'enlevai l'organe. Cela fait, raclage de la muqueuse du conduit cystique et désinfection complète.

Il s'agissait d'une hydropisie de la vésicule biliaire par l'occlusion du conduit cystique due à un petit calcul et à une infiltration cancéreuse des parois du conduit.

Deux mois plus tard, les souffrances qui avaient disparu depuis mon intervention se reproduisirent, il survint de l'ictère, et trois mois après l'opération, le malade succomba avec des symptômes de cholémie et probablement par suite de récidive du carcinome.

OBSERVATION DE COURVOISIER (7)

Babette Stahl, 41 ans, des environs de Dozweil, canton de Turgau.

Son père mourut de l'estomac, sa mère de vieillesse, un frère vit et se porte bien.

La malade a été réglée à 17 ans pour la première fois. Règles abondantes, irrégulières, accompagnées d'épistaxis, et souvent très douloureuses. Beaucoup de palpitations nerveuses.

Depuis août 1883, elle souffre de douleurs dans le foie, tantôt de la même intensité, pendant un jour ou deux, tantôt présentant un caractère critique, avec un paroxysme et des périodes d'apaisement. La région du foie est très sensible à la percussion, et elle ne peut supporter le poids d'aucun vêtement. L'appétit ne revient un peu que pendant les périodes de calme. Les forces s'affaiblissent beaucoup, et la malade maigrit. Jamais d'ictère. Les selles sont irrégulières, mais normalement colorées. Urine épaisse, dense, sans pigment biliaire. Démangeaisons générales cutanées.

A la fin d'avril, son médecin remarque dans l'hypochondre droit une tumeur de la grosseur d'un œuf, circonscrite, et fit le diagnostic d'hydropisie de la vésicule, d'origine calculeuse. Eaux et sels de Carlsbad, eaux de Marienbad, thérébenthine, éther, le tout sans succès.

La malade vint donc, en avril 1873, à l'hôpital de Zurich, et fut transportée dans le service de gynécologie, à cause d'un catarrhe utérin. — M. le professeur Frankenhaüsen a bien voulu me transmettre l'histoire de la malade depuis cette époque. Au premier septembre, il note l'état suivant : Dans les environs de la vésicule, il y avait une tumeur de la forme et de la grosseur d'une poire, élastique, qui tenait au foie par un pédicule grêle. Dans la profondeur, on sentait des calculs biliaires qui semblaient se réunir entre eux. Le diagnostic d'hydropisie calculeuse de la vésicule fut de nouveau posé. Il y avait une rétroversion de l'utérus avec des adhérences, mais aucun fibrôme du fond de l'utérus. Urines et selles normales.

Traitement : Essence de thérébentine, eau de Carlsbad. Elle resta ainsi en traitement jusqu'au 5 février, et eut encore deux accès violents de coliques hépatiques. Elle était reconstituée par le repos et le régime réconfortant ; elle se crut en état de reprendre son travail, mais elle n'était pas depuis quinze jours chez elle que les douleurs anciennes reprenaient leur intensité. Perte totale de l'appétit, vomissements, douleur intense dans le flanc droit, avec des paroxysmes terribles, impossibilité de se lever et de se livrer à aucun travail. Amaigrissement rapide. Le tout fut traité sans succès par les moyens ordinaires. La malade est profondément triste et déformée, elle accepte avec joie une opération libératrice.

La tumeur avait à peu près la même grosseur : elle était plus tendue, mais on ne pouvait y sentir les calculs ; cependant, après un nouvel accès de coliques hépatiques, elle s'accrut un peu, et la palpation profonde permit de sentir les calculs qu'elle contenait. Pas d'ictère.

Préparation de la malade : Le 3 juin, la malade fut mise au régime liquide, et prit environ une cuillerée et demie de sel de Carlsbad.

La région abdominale fut recouverte d'un pansement à l'acide phénique, et la malade prit chaque soir un bain d'une demi-heure. Trois selles par jour. Le 6, au matin, elle prit un peu de lait à quatre heures. La salle d'opération fut rigoureusement nettoyée, et le champ opératoire désinfecté à l'aide du spray phéniqué.

Opération : Le 6 juin, à dix heures du matin, on commence à administrer le chloroforme : l'anesthésie se fit attendre, mais fut obtenue sans accident. Le pouls fut lent, mais puissant (50). Respiration normale. Il n'y eut que quelques efforts de vomissements sans résultat pendant que l'on manipulait la vésicule.

On nettoya le champ opératoire avec de l'eau phéniquée à 5 %, l'incision fut faite à environ une main de largeur de la ligne médiane, à partir du rebord costal. Elle eut d'abord dix centimètres, puis on l'allongea plus tard de deux centimètres. La section de la peau et du tissu cellulo-adipeux nécessita la pose de huit ligatures au catgut. Le muscle droit avait une insertion très large sur la côte. On fut obligé d'en couper une partie, environ deux centimètres — Six ligatures sur le péritoine.

Le doigt introduit dans l'incision péritonéale, sentait dans le canal cystique un calcul volumineux et enkysté, de sorte que l'on se décida pour la cholécystectomie. Pour pouvoir manier plus facilement la tumeur, on la luxa en dehors des parois abdominales, où elle fut maintenue par des compresses stérilisées et fixée par un point de suture à la peau. Le contenu se vidait mal : on fit une légère boutonnière, qui laissa sortir environ 2/3 du contenu, puis la boutonnière fut suturée au catgut. Le liquide était fluide, d'odeur fade, dense, et très analogue à de la bile.

Puis on procède à l'extirpation de la vésicule biliaire.

Le bord du foie était au niveau de la vésicule mince et presque membraneux. De la face péritonéale, aussi loin qu'il était possible de le distinguer, il y avait une quantité de petits vaisseaux qui se distribuaient au corps et au fond de la vésicule. La séparation de la vésicule fut très délicate, et dura environ une demi-heure. On fut obligé de lier au catgut ou à la soie fine quinze branches sanguines ; et des compresses phéniquées protégeaient la cavité abdominale du sang qui s'écoulait, mais on put facilement rompre le tissu conjonctif qui séparait le foie de la vésicule, et ce temps fut assez court. Le parenchyme hépatique ne fut altéré que médiocrement. Enfin, un cent. au-dessous du calcul, on lia solidement le canal cystique, et on le sectionna. Soigneuse toilette de la cavité abdominale, qui ne contenait aucune trace de sang. Suture du péritoine fortement rétracté. Réunion facile du fascia transversal, drainage, puis suture de la peau. Pansement à la gaze sublimée, et à la ouate charpie, sans silk.

La vésicule, bien que vidée aux deux tiers, avait encore treize centimètres de long et cinq centimètres de large. Elle contenait deux calculs de deux cent. de long, et six de la grosseur d'une noix. Ses parois étaient enflammées, la muqueuse rouge, avec des excroissances polypeuses dans le fond de la vésicule.

L'opération et le pansement avaient duré une heure trois-quarts. La malade a supporté très bien l'opération, sans douleur au niveau de la plaie. A une heure, injection de morphine de 0,015. Dans le cours de l'après-midi, quelques douleurs apparaissent, aucun vomissement. A six heures, nouvelle injection de 0,015 de morphine.

Temp. 38°1. De demi-heure en demi-heure, elle prend un tiers de cuillerée de lait chaud.

7 juin. Malgré la morphine, la nuit a été très douloureuse, sans sommeil, mais avec quelques assoupissements légers. Vers la matrice, rémission des symptômes douloureux. Beaucoup de renvois, pas de vomissements. Vers deux heures du matin, on remarque que le pansement est légèrement infiltré d'un liquide jaune verdâtre, et pendant la journée, cet écoulement augmente de façon à lacher tout le pansement le soir.

6 h. m. T. 38°5, Ps 96, 12 h. 38°3, Ps 72.

6 h. s. T. 38°3, Ps 80.

A six heures du soir on lève le pansement, la plaie est très satisfaisante, mais les environs en sont enflammés. Sur le drain, il y avait des traces de bile séreuse. Etat assez bon, peu de renvois et nuit peu douloureuse. Cognac. A sept heures soir, poudre d'apium 0,02 et de même à minuit et à huit heures du matin.

8 juin. 8 h. m. 38°2, Ps 78, 12 h. m. 37°8, Ps 72.

4 h. s. 38°4, Ps 80, 8 h. s. 38°3, Ps 70, 10 h. s. 38°2, Ps 80.

A huit heures du matin, levée du pansement, aucune bile dans le pansement. L'abdomen est très peu enflammé. Plus de rougeur ni d'inflammation, aucun pigment biliaire dans l'urine, toujours moins de symptômes gastriques. Un peu de sommeil, la nuit, sans narcotique.

9 juin. 6 h. m. 37°5, Ps 60, 10 h. 38°2, Ps 70.

2 h. s. 38°, Ps 60, 6 h. 37°9, Ps 80, 10 h. 37°9, Ps 68.

Les règles arrivèrent le matin, au jour attendu. Le pansement avait été taché par l'urine et le sang des règles, on le renouvelle à onze heures. Il n'était pas taché de bile. L'abdomen était normal, et l'état excellent. Selles avec un lavement. L'urine contient une très légère quantité de pigment biliaire. Le soir, une injection de morphine.

10 juin. 6 h. m. 37°7, Ps 68, 9 h. 37°8, Ps 60, 12 h. 38°2, Ps 64.

6 h. s. 38°, Ps 70, 9 h. 37°9, Ps 72.

Cinq à six heures de sommeil, et le matin au réveil, état très bon, plus de renvois, menstruation régulière, deux sondages.

11 juin. Un sondage, deux lavements, sommeil ordinaire, pas de température supérieure à 37°8.

12 juin. Temp. toujours inférieure à 37°8. Urine sans pigment biliaire. Lavement. Le soir miction spontanée. Aucune douleur, règles régulières.

13 juin, Pas de fièvre, miction volontaire, pansement, raccourcissement du drain, levée des points de suture, réunion *per primam* sans suppuration. Peu de douleurs abdominales. Un œuf et une soupe.

14, 15. Rien d'anormal.

Le 16, temp. du soir 38° 4. Ps 84, à 6 h. 38° 5. Ps 93. Changement du pansement. Urine trouble et miction accompagnée d'une sensation de brûlure. Lavage de la vessie.

17 juin. 6 h. m. 37° 7. Ps 74. 2 h. s. 38° 1. Ps 84. 6 h. s. 38° 5. Ps 93. Pansement, avec du drain, abdomen normal et indolent. L'urine est toujours trouble, et brûle un peu pendant la miction. Lavage antiseptique de la vessie.

18 juin. 6 h. m. 37°8. Ps 74. 2 h. s. 38°6. Ps 84. 8 h. s. 38°4. Ps. 92.

19 juin. 6 h. m. 37°9. 2 h. s. 37°9. 3 grammes de salicylate de soude. Par l'angle inférieur de la plaie, qui est un peu fistuleux, il s'écoule un peu de pus séreux.

20 juin. Temp. jamais supérieure à 37°8. La malade mange un peu de viande.

21 juin. Pas de fièvre.

L'urine est toujours trouble, la miction douloureuse.

24 juin. Toujours pas de fièvre. La région est toujours indolente, la fistule reste dans le même état. La malade mange des légumes.

27 juin. La malade va très bien, et se lève pendant une heure.

30 juin. Elle se lève deux heures.

1er juillet. On touche la fistule au nitrate d'argent. Ses contours bourgeonnent.

6 juillet. Toujours pas de fièvre. La malade se plaint depuis la veille de quelques douleurs épigastriques ; cependant on ne remarque dans les environs aucun symptôme objectif. On sectionne aux ciseaux les bourgeons, et on cautérise au nitrate d'argent.

Il reste actuellement quelques troubles gastriques et surtout une grande faiblesse de l'estomac. Quatorze jours après, elle eut un catarrhe gastrique abondant, fébrile, qui fut guéri en cinq jours.

Le 25 juillet, elle sortit de l'hôpital toujours avec un très petit appétit. En septembre, tous les symptômes douloureux qui subsistaient disparurent, et elle commence à reprendre de l'appétit, des forces et de la santé. Actuellement (mi-octobre) elle se porte à merveille, et son état ne laisse rien à désirer.

2ᵉ OBSERVATION DE COURVOISIER

Femme de 41 ans, qui avait de violentes coliques depuis un an. Le palper abdominal révélait la présence d'une vésicule, grosse à peu près comme un œuf d'oie, et dans laquelle on sentait des calculs et des concrétions, jamais d'ictère. Après que l'on eut séparé la vésicule de ses adhérences, on trouva à l'orifice du canal cystique un calcul fort volumineux. On ponctionna la vésicule, d'où il sortit un liquide clair comme de l'eau, fluide et d'odeur fade : puis on lia l'ouverture faite pour la ponction, et on extirpa la vésicule. On dut séparer la vésicule de ses très fortes adhérences avec le foie à l'aide du bistouri. Le canal cystique fut lié au-dessous du calcul et sectionné, puis la plaie de l'abdomen fut refermée. Trois jours après l'opération, le pansement était taché par la bile, bien que la plaie évoluât normalement ; un mois et demi après, la malade sortit guérie, et quelques mois plus tard, elle était dans un état de santé parfait.

OBSERVATION DE CZERNY (24)

Cholécystectomie dans un empyème et une péricystite. — Mort par formation d'un abcès.

Marie H..., 28 ans, femme d'un employé de chemin de fer, souffrait depuis environ cinq ans de douleurs lancinantes dans le bas ventre. Elle avait une diarrhée incoercible, bien qu'elle prît constamment les eaux de Carlsbad. Un médecin avait constaté, un an et demi auparavant, à droite de l'ombilic, une tumeur qui pouvait représenter la vésicule biliaire remplie de calculs. La vésicule n'avait pas sensiblement grossi depuis ce temps, mais les coliques et la diarrhée étaient toujours des plus violentes, ainsi que les douleurs de reins. Pas de vomissements ni d'ictère. La malade n'avait jamais remarqué de diminution dans ses forces ni du poids de son corps.

A son entrée dans la clinique chirurgicale d'Heidelberg, le 28 février 1888, elle avait l'apparence d'une femme solidement bâtie, et se trouvant dans un excellent état de santé. On remarquait à droite de son ombilic une tumeur recouverte d'une peau tendre et lisse, mesurant sept centimètres verticalement et cinq centimètres transversalement, facilement mobile dans le sens transversal, ne se déplaçant pas dans les profondes inspirations, légèrement mobile dans le sens vertical. Dans le redressement du thorax, la contraction du muscle droit effaçait la vésicule. La percussion de la tumeur donnait un son tympanique, un peu étouffé. Le bord inférieur de la tumeur était évidemment plus élevé que le bord supérieur.

Avec le plus fin trocart de Dieulafoy, on fit une ponction qui amena environ dix centimètres de pus jaune.

Sur ces bases fut posé le diagnostic clinique d'empyème de la vésicule, et l'intervention décidée.

Le 9 mars. M. le prof. Czerny procéda à la cholécystectomie.

Il fit une longue incision sur le bord externe du muscle droit, à droite, puis il isola la vésicule en partie entourée d'un abcès encapsulé, et lia son pédicule. La vésicule extirpée contenait pour ainsi dire deux loges, car on enleva en même temps un abcès para-vésiculaire, à paroi épaisse, de six centimètres de long et de trois centimètres de large, qui s'était développé entre la vésicule et le bord du foie. La vésicule, vidée, mesurait dix centimètres de long et cinq centimètres de large, ses parois étaient couvertes de granulations fibrineuses, et l'ouverture du canal cystique n'était pas perméable, mais bouchée par deux calculs de la grosseur d'un pois. Le canal cystique avait l'épaisseur d'une plume de corbeau. Profondément, dans une espèce d'entonnoir aux parois enflammées, il y avait un calcul gros comme une cerise, formé de cholestérine, et dans la vésicule se trouvaient plus d'un millier de petits calculs gros comme un pois, polyédriques, ou surtout vermiformes, formés aussi de cholestérine. Ils nageaient dans un liquide visqueux, purulent, jaune-verdâtre. L'abcès para-vésiculaire, ponctionné, contenait un liquide jaune citrin, de consistance épaisse. On ne put détacher les adhérences avec le foie sans léser son parenchyme, qui saigna et qui fut suturé avec trois points au bord du foie. Lorsqu'on voulut séparer le canal cystique du péritoine, l'artère cystique saigna aussi très fort; elle fut serrée avec une pince, provisoirement, et tout le pédicule fut lié en masse. Trois filets veineux qui saignaient furent liés aussi.

Le soir de l'opération, la malade était un peu affaissée, et se plaignait de douleurs dans l'hypocondre droit. Cependant l'état s'améliora le lendemain et les douleurs disparurent. Deux jours plus tard, il y avait un léger subictère des conjonctives, et la malade avait vomi une fois.

Le 15 mars on renouvelle le pansement pour la première fois. Plaie saine, réunion primitive. On enlève les points de suture, excepté trois.

Du côté externe de la blessure on sent à la partie inférieure un corps résistant convexe; percussion mate.

Le lendemain, la température dépasse 39°, mais elle retombe jusqu'au 21 mars, époque à laquelle fut fait le second changement du pansement. L'état général était passable. La blessure était absolument réunie, et on enleva les derniers fils. Le corps dur que l'on sentait du côté externe n'a pas disparu, mais ne paraît pas s'être étendu. Fluctuation évidente et profonde. La température avait remonté dans les derniers jours, et le soir du 21 mars elle était de 39°,5.

Pour la première fois, incontinence d'urine. Le 23, la température était redevenue normale, l'état était bon, et cela dura jusqu'au 28 mars. A cette époque, la malade raconte qu'après une excellente nuit, où elle avait dormi beaucoup et tranquillement, elle fut prise, le matin, d'une vive émotion en se levant sur son lit, à cause d'un violent point de côté et d'une terrible dyspnée qu'elle ressentit subitement. Un médecin appelé, trouva la malade profondément affaissée, avec une expression d'angoisse sur le visage. Pouls petit, fréquent. Plaintes de point de côté et d'oppression. Respiration 40-50. Le collapsus augmenta jusqu'au soir, la respiration cessa subitement, et la malade mourut à 6 heures, malgré tous les soins de l'art et une demi-heure de respiration artificielle, d'une embolie pulmonaire. Le diagnostic d' « embolie pulmonaire » fut confirmé par l'autopsie, et il s'agissait bien d'un thrombus formé dans le cœur droit, ayant émergé jusque dans les ramifications de l'artère pulmonaire.

A l'ouverture de l'abdomen, après l'incision de la peau du ventre, on trouva de nombreuses adhérences du feuillet pariétal du péritoine avec le feuillet séreux des organes, au niveau de la cicatrice et encore plus loin à droite, la paroi antérieure de l'estomac, la courbure droite du côlon, et l'angle le plus supérieur de la lèvre droite du foie étaient en partie soudés, en partie réunis par du tissu conjonctif. En déchirant les adhérences, on ouvrit une poche contenant du pus coloré par de la bile qui se trouvait accidentellement à la place de la vésicule extirpée, et qui, en dehors du péritoine pariétal, était réunie au bord droit du foie, assez long et plat, à la courbure droite du côlon, et à la partie pylorique de l'estomac, ainsi qu'à l'angle du duodénum voisin. Le canal cholédoque est perméable, ainsi que le canal cystique jusqu'au point où il avait été lié pendant l'opération. Le bout du canal cystique formait une partie de la paroi supérieure de la poche de l'abcès, et dans sa partie supérieure libre, elle était superficiellement nécrosée et purulente. Rien d'anormal dans les autres organes de l'abdomen. Le diagnostic après l'autopsie fut fait ainsi : Formation d'un abcès en capsule à la place de la vésicule biliaire, devant le bout du canal cystique, sans communication avec la cavité de celui-ci, situé entre le foie, les parois abdominales, l'estomac et le côlon.

1re Observation de Kocher (25)

MM. N., de J., 58 ans. Entre à l'hôpital le 31 octobre 1887. Commémoratifs au 1er novembre 1887.

Son père et sa mère sont morts à quatre-vingt-dix ans.

Elle-même s'est toujours bien portée, malgré quelques douleurs d'estomac et quelques coliques hépatiques. Étant jeune fille, elle fut soignée pour une chlorose ; avant vingt ans elle eut de l'ictère pendant quelque temps ; elle souffrait à cette époque de vomissements, avait un mauvais appétit, mais n'accusait aucune douleur localisée. Depuis cette période ictérique, qui dura environ huit jours, la malade n'a plus eu de jaunisse. A la suite d'un voyage à Paris, qui la fatigua beaucoup l'année dernière, il survint une crise de coliques biliaires, qui disparurent sous l'influence d'un traitement par le chloroforme. Cependant la région de la vésicule resta longtemps enflammée. La malade usa longtemps de sels de Carlsbad. Le foie dépassa d'un travers de main le rebord des fausses côtes. Depuis ce temps, la malade se plaignit de son abattement et de nouveau en août, elle eut une attaque de coliques biliaires. Ses douleurs n'étaient plus les mêmes, bien qu'aussi vives ; un médecin consulté, répondit qu'il s'agissait d'une inflammation de la vésicule et de la paroi abdominale sous-jacente.

La malade resta couchée quinze jours, accusant une sensation de pesanteur dans la région du foie : elle se lève cependant, et cinq jours après, l'inflammation reprend de plus belle. Le médecin traitant ordonna la glace et une potion. La malade resta au lit quinze jours. Depuis huit jours elle est levée. L'appétit est amoindri. Il n'y a pas eu d'ictère dans les deux derniers accès. Les douleurs sont faibles quand la malade est couchée, mais se réveillant au moindre mouvement, et même à l'occasion des respirations profondes ou de la toux. La malade a maigri. Les selles ne sont pas décolorées. Jamais de vomissements dans les derniers accès. La tumeur que l'on sent du côté droit de la malade est de date si ancienne, qu'elle a perdu le souvenir de son début. Elle croit cependant que la tumeur a été plus mobile et moins grosse, et qu'elle n'a commencé à grossir que depuis son voyage à Paris.

La miction n'a jamais été difficile, excepté entre vingt-cinq et trente ans, où la malade habita l'Angleterre. Jamais Mme N. n'a fait de cure à Vichy ou à Carlsbad : elle a cependant suivi pendant au moins cinq ans, un traitement à Gurnigel, toujours avec succès.

Les règles ont cessé il y a huit ou neuf ans. Elles étaient souvent irrégulières mais jamais douloureuses : la malade ne leur attribue aucune influence sur le cours de sa maladie de foie.

État au 1er novembre 1887. — Langue non dépouillée. Pouls d'intensité moyenne, non déprimable, régulier. Le foie descend jusqu'à la 7e côte, et la sonorité abdominale s'étend fort loin en arrière.

Les bruits du cœur ne sont pas très nets; aucune œdème des parties inférieures.

L'abdomen n'offre aucune irrégularité dans sa forme. Cependant, au-dessous du rebord costal et à trois travers de doigt de la ligne horizontale de l'ombilic on sent une tumeur de consistance dure, munie d'un pédicule qui va se perdre en haut, au-dessous des côtes. On peut mouvoir la tumeur dans le sens transversal, mais très légèrement : elle ne s'élève aussi que fort peu ; les inspirations profondes l'entraînent en haut et en arrière. Il est impossible de déterminer les limites du foie à droite et à gauche : cependant la percussion ne semble pas révéler une hypertrophie du foie très considérable. La palpation profonde n'est pas douloureuse, mais on ne peut percevoir la tumeur par derrière qu'à l'aide de la palpation bimanuelle.

Une ponction, faite par un médecin quelque temps auparavant, à donné du pus.

L'urine est de réaction alcaline, la densité est de 1015. Elle est claire, ne contient ni albumine, ni sucre et aucun pigment biliaire.

Diagnostic : Cholécystite purulente à la suite de lithiase biliaire.

Opération le 3 novembre 1887, avec l'aide du Dr Tarel. — Incision au niveau de la tumeur, un peu en dehors du muscle droit, à travers la peau, le tissu adipeux, les aponévroses, deux couches musculaires, assez épaisses, très tendues, hémorragie ordinaire. On incise ensuite le transverse et le péritoine. Le bord inférieur du foie apparaît, blanchâtre, fibreux, s'élevant et s'abaissant pendant la respiration.

Adhérences larges et solides avec l'épiploon et l'intestin, qu'il fut difficile de rompre. La vésicule était entourée d'une sorte d'exsudat fibrineux, de même que le canal cystique, de la grosseur d'un uretère. On le dégagea de ses adhérences, puis il fut lié par deux solides fils de soie, à deux niveaux différents. Puis on vida la vésicule par une légère incision, pour éviter sa rupture. On lia cette ouverture, puis on détacha la vésicule du foie, qui saigna assez abondamment. L'hémostase fut faite exactement avec le thermo-cautère et quelques ligatures.

La vésicule constituait un sac long de 10 cent. et de 5 à 6 cent. de large, dans lequel on sentait une masse dure. On l'ouvrit dans toute sa longueur. Son contenu liquide était purulent ; il sortit aussi trente-deux petits calculs, la plupart de 2 cent. d'épaisseur sur 3-5 de long et de large. Dans l'embouchure du canal cystique, il y avait un calcul plus gros, irrégulier, de 6 à 7 cent. de long. La cavité était en outre occupée par deux gros calculs réunis par une surface articulaire, formant ensemble une espèce de cylindre de 7 cent. 1/2 de long et de 3 cent. de large, dont une extrémité se terminait en pointe émoussée du côté du canal cystique.

Le plus gros calcul avait 5 cent., le plus petit 3 cent. de long. Le plus gros calcul avait une surface articulaire convexe, qui venait s'appliquer sur une surface concave du plus petit calcul. Les faces étaient tantôt noires et lisses, tantôt blanchâtres et irrégulières, surtout au niveau de l'extrémité pointue, tantôt enfin verdâtres ou brunes. Les parois de la vésicule étaient épaissies irrégulièrement (2-8 mm.) Les parois externes étaient lisses, mais vers la partie libre de la vésicule, on voyait deux taches larges et jaunâtres ; à ce niveau, la paroi avait 1 cent. d'épaisseur et était infiltrée de pus épais et verdâtre. Vers le canal cystique la paroi est normale ; à l'intérieur du canal, on voit des trabécules muqueux, ulcérés çà et là.

6 nov. 87. Après l'opération, la malade n'est pas nourrie par la bouche, on lui donne seulement un lavement alimentaire. Au second jour, elle prend un peu d'eau de Vichy, et le sixième jour seulement un peu de bouillon, de café et de vin. Le soir de l'opération, la malade se plaint de quelques douleurs assez fortes qui se renouvellent au cinquième et sixième jour. Cependant l'abdomen n'est ni gonflé, ni enflammé, au moins du côté gauche.

On lève les points de suture et l'on applique une couche de collodion. Pansement au sublimé.

8 nov. — Levée du pansement. La malade ressent quelques douleurs, dans les inspirations profondes, toux, etc. D'ailleurs la blessure est réunie par première intention et si bien cicatrisée, qu'on la panse seulement au collodion. La cicatrice était un peu douloureuse encore : ce symptôme disparaît au bout de quelques jours. La malade commence à manger.

16 novembre. — Bien que la malade ait pris de l'eau de Carlsbad et des clystères, les selles spontanées manquaient. Au 16 novembre, on lui donne un peu de bicarbonate de soude, dans de l'infusion de rhubarbe, avec un plein succès.

18 novembre. — La malade se lève ; lorsqu'elle s'assied ou qu'elle marche, elle ressent encore, pendant quelques jours seulement, un peu de douleur au niveau de la cicatrice.

22 novembre. — La malade sort. La cicatrice est linéaire, encore un peu douloureuse à la pression, mais aucunement gonflée, ni bouchée. L'appétit est bon.

7 décembre. — La malade revient, se plaignant de douleurs dans la région opérée, et d'un sentiment de pesanteur au niveau de l'angle supérieur de la cicatrice.

On constate que le foie est descendu un peu. Cependant il n'offre aucune anomalie. La cicatrice est toujours douloureuse à la pression.

On lui ordonne le massage, des bains et des frictions sèches.

Quant au résultat éloigné de l'opération, voici ce que m'écrit le médecin de Vichy, qui soigne la malade pendant ses cures.

« Lorsque Mlle N..., est arrivée à Vichy, le 25 mai 1888, elle se plaignait encore de douleurs au siège de la cicatrice, pongitives ou lancinantes, après les repas.

Elle ne pouvait se nourrir que de viandes rapées ou de quelques légumes, il y avait de la constipation.

Aujourd'hui, 10 juin, jour de départ, elle ne se plaint plus de rien, toutes les fonctions se sont rétablies normalement, l'alimentation s'est étendue beaucoup. »

Le 12 janvier 1890, j'ai reçu du Dr Strane, la note suivante :

a) Depuis l'opération, il n'y a pas eu un seul accès de colique.

b) Aucun symptôme péritonéique, comme avant l'opération.

c) Plus jamais d'ictère.

d) La cicatrice est nette, sans éventration, et çà et là, apparaissent encore quelques douleurs au niveau de son angle interne.

e) Il y a toujours quelques douleurs après la digestion, mais la malade les ressentait déjà avant l'opération, et elles siègent au niveau de l'estomac. Les selles sont normales, faciles.

f) L'état général est très amélioré.

●

2ᵉ Observation de Kocher (25).

Mᵉ. G. de N., 42 ans. Entrée à l'hôpital le 8 Octobre 1888,
Commémoratifs du 19 octobre 1888,

Le père de la malade est mort de vieillesse, sa mère d'une maladie d'estomac.

La malade elle même a toujours eu un mauvais estomac, souvent douloureux. Jamais d'anémie.

Réglée à 13 ans, normalement, mais faiblement, elle s'est mariée à 25 ans et a eu six enfants. Les accouchements étaient laborieux et et accompagnés d'hémorragies, de divers accidents du côté du placenta, jamais de péritonite.

Depuis 6 ans, la malade remarque une tumeur du côté droit de son abdomen, molle, grossissant de temps en temps, jamais douloureuse. Les premières douleurs de la malade datent du mois d'août; elles survinrent à la suite d'un vomissement biliaire. Cependant la malade n'avait pas jauni. Mais elle ne pouvait faire un seul mouvement, et sa tumeur grossit beaucoup, formant une éminence douloureuse, mais sans que la peau fut enflammée à ce niveau.

L'accès dura 10 jours. Le traitement par la chaleur n'eut pas de succès; cependant il apportait un grand soulagement.

L'appétit est ordinaire, les selles normales, bien que peu colorées, malgré un peu de constipation.

Etat au 5 octobre 1888. La malade est maigre et délicate, bien que son aspect soit assez bon, le pouls est bon, et le système circulatoire n'offre rien de remarquable. Aucun signe de tuberculose.

L'abdomen présente à un pouce de l'ombilic, à droite, une tumeur de cinq centimètres de largeur et de neuf et demi de long, mobilisable, de consistance élastique, déplacée par les mouvements respiratoires.

Le foie descend jusqu'à la sixième côte; comme la tumeur est liée au foie et se déplace avec lui, on ne peut la confondre avec un rein mobile.

L'urine est de réaction acide, de densité égale à 1028, ne contenant ni albumine, ni sucre.

Comme il s'agit manifestement d'une hydropisie de la vésicule, et que le calcul paraît siéger avant le canal cholédoque, on se décide à faire la cholécystectomie plutôt que la cholécystostomie.

Opération le 23 octobre 1888 : L'incision est faite à 2 ou 4 travers de doigt du rebord des fausses côtes. Après la section d'aponévroses très solides, on arrive sur quelques vaisseaux importants qu'il faut lier et couper. Le muscle est intéressé dans l'incision, pour environ un tiers de sa largeur. Le péritoine est mince et grêle, mais le fascia transversale épais et solide.

En attirant la vésicule, elle se rompt : cependant sa couverture péritonéale est en partie conservée. Elle avait l'aspect de l'intestin, et de l'extérieur sa paroi paraissait fort épaisse. Il fut assez difficile de la séparer du parenchyme hépatique : ce fut l'occasion d'une hémorragie assez intense, qui fut calmée par les moyens habituels. Le canal cystique fut assez facile à disséquer, et fut lié en deux endroits, sectionné, et sa muqueuse désinfectée à fond.

La vésicule contenait cent douze petits et gros calculs, d'aspect typique, à facettes, jaune-verdâtres ; la muqueuse était colorée çà et là, ulcérée par plaques ; la paroi était trois ou quatre fois plus grosse qu'à l'état normal. Le contenu était purulent, blanc-jaunâtre. Il n'y avait pas d'adhérences en dehors de celles du foie.

D'après M. le professeur Langham, la muqueuse était complètement dépourvue de cellules épithéliales, mais contenait peu de leucocytes dans les couches supérieures.

En dehors de quelques vomissements, il n'y eut dans la journée de l'opération rien à remarquer du côté de la plaie, ni aucune élévation de température.

25 octobre 1888. — Levée des points de suture. Pansement au collodion. Diète liquide pendant quelques jours.

29 octobre. — Selles volontaires à la suite d'une purgation (rhubarbe).

3 novembre 1888. — La malade se lève. La cicatrice évolue bien.

7 novembre. — La malade sort ; elle doit garder la diète pendant quelques temps et prendre de l'eau de Vichy.

J'ai reçu la lettre suivante de la malade :

5 janvier 1889. — Je ne ressens aucune douleur quand je fais mon travail ordinaire dans mon ménage, mais quand je fais un travail plus dur et qui demande un grand effort de tout le corps, je ressens une légère douleur au niveau de la cicatrice. La digestion se fait bien. Je n'ai pas eu d'indigestion depuis l'opération. Je mange bien de tout, et rien ne me fait mal : je me porte bien et je suis forte.

3ᵉ OBSERVATION DE KOCHER (25)

Mlle P. de T..., 34 ans. Entrée à l'hôpital le 17 mai 1887.

Commémoratifs au 16 mars 1887..

Depuis son enfance, la malade a souffert de névralgies; jusqu'à quatorze ans, elle a des douleurs d'estomac et des troubles digestifs, accompagnés de diarrhée. Dans les dernières années, ces symptômes reparurent : cependant les douleurs disparaissent avec la diarrhée. Dans ces dernières années, elle eut aussi des troubles visuels et auditifs. Céphalées fréquentes.

Elle a un aspect assez bon, bien que son teint soit un peu jaune.

Rien au cœur ni au poumon.

Ganglions cervicaux assez gros.

L'abdomen est tendu, les intestins remplis, très contractés. Dans l'hypochondre droit on sent une tumeur mobile, paraissant être un rein.

On lui ordonne le port d'une pelotte et une cure à Weit-Mitchell.

On diagnostiquait à ce moment un rein mobile droit, à la suite d'une chute datant de huit ans.

19 mai 1887. On commença la cure par des bains avant le déjeûner, l'électrisation générale dans le cours de la matinée et un massage énergique dans l'après-midi. La malade ne quitte son lit, pendant les quatre premières semaines, que pour aller aux cabinets : elle ne travaille point et ne lit point. Elle évite même de couper elle-même sa viande.

La nourriture consiste en des œufs et du lait, du beurre, de la viande avec extrait de Malt avant le repas. Au bout de quelques jours, on y ajoute du jus de viande rouge.

31 mai. La malade a ses règles, qui sont aussi douloureuses que par le passé. La malade souffre toujours beaucoup après les repas. On lui ordonne de cinq à six gouttes d'acide chlorhydrique.

Le 16 juin, la malade se lève, et porte un bandage. Elle sort quelques jours après, mais doit continuer son extrait de viande et son acide chlorhydrique. La malade revient à la fin de juillet, elle se trouve assez bien. On l'envoie à Saint-Maurice.

19 octobre 88. La malade revient en vue d'une néphrectomie.

Le toucher vaginal montre un utérus de vierge, très fortement antéfléchi, mais de forme et de consistance normales. On ne peut sentir les ovaires.

Depuis le mois de novembre de l'année dernière, la malade a constamment des frissons, des maux de tête et des douleurs abdominales, surtout le matin. Le travail est de plus en plus difficile à la malade, et son sommeil est très troublé. La malade ne peut dormir que couchée sur le dos. La marche est cependant peu fatigante, excepté lorsqu'elle est en excès.

En général, son état est très amélioré par le port d'un bandage L'urine est toujours claire, et la miction indolente. Elle n'a pas besoin de se relever la nuit pour uriner.

L'appétit était assez bon. La malade prend du Kina, qui lui fait du bien. Un nouvel examen, pratiqué le 26 octobre, donne des résultats bien différents de ceux du premier. On trouve à côté du foie, et se perdant sous lui, une tumeur lisse, de la forme et de la taille d'un rein, antérieurement concave, indolente à la pression, mobile.

L'urine est toujours claire, et ne présente que quelques débris d'épithélium et un sédiment d'acide urique. Elle ne contient ni sucre, ni albumine.

Opération le 30 octobre 1888. — Le sommeil chloroformique obtenu normalement, on fait une incision parallèlement au rebord des côtes. Avant d'ouvrir le péritoine, on suture la couche musculaire avec la couche aponévrotique.

En ouvrant le péritoine, on trouve la vésicule biliaire à l'endroit où l'on avait cru voir un rein mobile. Le diagnostic était en partie erroné.

Comme la vésicule était longue et que sa couleur montrait qu'elle ne contenait pas de bile (elle avait l'aspect d'un kyste) ; comme d'autre part il y avait, vers son col, un calcul biliaire énorme, on se décida pour la cholécystectomie, qui fut pratiquée selon la méthode ordinaire. Incision circulaire du péritoine sur le pôle inférieur de la tumeur. Dissection de la tumeur et du péritoine, jusqu'au-dessous du calcul biliaire qui siégeait très haut, près du canal cholédoque. Liaison du cystique au-dessous du calcul, excision de la vésicule. Son contenu est légèrement trouble autour du calcul enclavé. Dans la vésicule le liquide était clair, purulent, d'odeur fade, incolore, avec un peu de mucine et très peu d'albumine, de réaction faiblement alcaline.

Puis on sutura le péritoine au niveau de l'incision, près la paroi abdominale. Pansement au sublimé.

On a reconnu au cours de l'opération la présence du rein mobile, qui est réservé pour une opération ultérieure. La vésicule était piriforme, avait environ quatre centimètres de long, et contenait quatre calculs de même taille.

D'après M. le professeur Langhau, la muqueuse de la vésicule est complètement détruite, et la couche musculaire est recouverte seulement d'un épithélium à cellules plates, çà et là légèrement cylindriques.

Dans l'après-midi, la malade ressent de violentes douleurs qui ne sont calmées que par l'opium.

31 octobre. — Il en est de même le lendemain.

1er novembre. — Le ventre est un peu ballonné au niveau des points de suture, il y a eu une légère inoculation par les fils, mais elle ne tend point à se généraliser. Pas de vomissements. La langue est un peu dépouillée. La malade souffre de douleurs analogues à celles qui précédaient les règles : morphine. A 4 heure de l'après-midi, on procède au lavage de l'estomac et de l'intestin.

On supprime l'alimentation par la bouche qui est remplacée par les lavements nutritifs. L'état de la malade s'améliore beaucoup. A la suite d'évacuations gazeuses, le ventre cesse d'être ballonné.

2 novembre. — Amélioration très notable. La cicatrisation se fait normalement.

10 novembre. — La malade se lève.

17 novembre. — Elle sort avec une cicatrice linéaire plane. Elle souffre un peu en toussant et dans les mouvements exagérés. Elle doit garder la diète et se mettre à l'eau de Vichy pendant 6 semaines.

J'ai reçu de ses nouvelles le 6 janvier 1890. Elle avait passé très bien son automne, et, à la condition de ne pas trop se serrer, les douleurs dont elle souffrait tant avant l'opération n'ont pas reparu.

Il n'y a plus ni vomissements, ni frissons, les accès douloureux après les repas, accompagnés de vomissements, n'apparaissent plus que rarement.

4° Observation de Kocher (25)

M. K. de B. Il y a un an et demi, M. K. avait eu un accès de coliques biliaires, sans ictère, que la médication narcotique fit disparaître rapidement. Il était cependant sujet à de nombreuses indigestions. Il eut une fracture du péroné qui, traitée dans les montagnes, nécessita un long repos, d'où thrombose de la veine fémorale et deux abcès lombaires.

Au commencement d'octobre 1888, reparurent de très violents accès de coliques biliaires, caractérisés par des frissons violents pendant trois ou quatre jours, avec des températures de 39 et 40°; les accès étaient séparés par des plateaux hypothermiques. Pendant ce temps, il vomissait de temps en temps, n'avait plus le moindre appétit et il sentait très bien, soit pendant l'accès, soit pendant la période intermédiaire, sa vésicule biliaire dure et douloureuse. Douleur violente au niveau de l'épigastre : douleur violente aussi, mais non localisée, dans la région stomacale ; la pression sur ces deux points était insupportable.

Le diagnostic fut fait de cholécystite purulente et ulcéreuse par calcul biliaire, et comme M. K. ne pouvait plus supporter aucun aliment, et qu'il maigrissait beaucoup ; comme sa fièvre et ses frissons étaient de plus en plus violents, et que l'on craignait fort une perforation — il vient se faire opérer le 2 février 1889.

On fit l'incision à quatre travers de doigt du rebord des côtes, jusqu'au milieu du muscle droit, et le péritoine fut soudé aux muscles par quatre points de suture aux deux angles.

La vésicule était très facile à sentir, mais elle avait contracté avec les organes voisins des adhérences membraneuses anciennes, qui furent difficiles à disséquer, excepté cependant du côté du foie. En cherchant à déchirer les adhérences avec l'intestin, la vésicule se creva, et donna issue à un liquide purulent, et à un calcul gros comme un œuf de pigeon. La muqueuse de la vésicule était rouge, saignante, bourgeonnante. La paroi mince et friable.

A l'aide de plusieurs ligatures, on put enfin détacher l'intestin et libérer la vésicule jusqu'au canal cystique. La paroi du canal cystique était normale, comme couleur et consistance. On le sectionne entre deux ligatures. Le bout libre fut désinfecté abondamment et fixé à la séreuse. Pansement au sublimé.

4 février. — Levée des points de suture, pansement au collodion et au bismuth. Pendant les cinq premiers jours, le malade prend principalement du lait : il souffre peu. Au bout de quelque temps, il prend de la viande sans inconvénient.

10 février. — Le malade se lève et retourne chez lui le 12 février.

Depuis ce temps, sa santé est excellente : il peut manger de tous les aliments sans en souffrir, ce qu'il n'avait pu faire depuis bien longtemps. Malgré ce bon appétit, il resta longtemps maigre ; maintenant son état général est excellent. Aucune douleur, aucune diarrhée, appétit. (Jan. 90).

OBSERVATION DE KŒBERLÉ (26)

Coliques hépatiques. — Calculs biliaires. — Cholécystectomie

Mme de B..., de W..., âgée de 39 ans, souffrait depuis une dizaine d'années de coliques hépatiques. Elle a eu neuf couches. A la suite de sa huitième grossesse, en 1878, elle eut une périmétrite suivie de suppuration. La collection purulente qui en résulta s'ouvrit spontanément un passage dans l'intestin, puis au dehors, à travers la paroi abdominale, du côté de la fosse iliaque droite. Après l'ouverture de l'abcès pelvien, pendant le cours de la cicatrisation, la malade ressentit le premier accès violent de coliques hépatiques, avec ictère, vomissements, attaques convulsives et crampes musculaires très douloureuses de la région épigastrique ; mais déjà antérieurement, pendant les trois grossesses précédentes, elle avait eu plusieurs attaques d'ictère, accompagnées de coliques et de vomissements.

La santé revient peu à peu, et une année et demie après la huitième couche, en 1879, survint une nouvelle grossesse, pendant laquelle il y eut plusieurs accès de coliques, accompagnés d'ictère et de convulsions. Depuis cette époque jusqu'au mois d'octobre 1885, il y eut des accès plus ou moins violents à diverses reprises, par intervalles irréguliers, éloignés d'un an et demi à trois mois ; il y eut ensuite des attaques plus fréquentes à des intervalles d'un à dix jours, et depuis le mois de mars 1886, les attaques convulsives, accompagnées de coliques et d'un ictère permanent, se reproduisirent à peu près tous les jours.

La malade était excessivement amaigrie par suite de l'inanition et de vomissements qui aggravaient les accès de coliques hépatiques. Avant ces accès l'urine devenait ordinairement très claire; elle était alors bien moins colorée qu'à l'état normal, et sa décoloration permettait à la malade de prédire l'apparition des attaques convulsives, pendant lesquelles l'urine prenait brusquement une coloration foncée, en même temps qu'elle devenait mousseuse.

A l'époque où les accès n'étaient pas encore très rapprochés, le teint ictérique de la peau disparaissait plus ou moins dans les intervalles des crises, mais pendant les trois derniers mois le teint ictérique resta très prononcé d'une manière continue. Les selles étaient blanches ou grises pendant la période des accès. Les vomissements étaient glaireux, parfois bilieux.

Lorsque les accès de coliques hépatiques se manifestaient, des crampes violentes et très douloureuses survenaient dans la partie sus-ombilicale du muscle droit de l'abdomen et s'étendaient dans les parties supérieures du muscle petit oblique, du muscle transverse et dans les divers chefs du muscle grand dentelé, avec irradiation des douleurs dans l'omoplate droite. Ces douleurs étaient parfois excessivement violentes et s'accompagnaient de convulsions plus ou moins généralisées. Elles ne pouvaient être calmées que par des injections sous-cutanées de morphine. Les applications chaudes ne produisaient qu'un léger soulagement.

Les douleurs que l'on observe dans l'omoplate, dans les diverses maladies du foie, et que la pauvre malade ressentait très violemment, provenaient de contractures douloureuses du muscle grand dentelé, dont les divers chefs se fixent au bord spinal du scapulum ; les douleurs épigastriques provenaient des crampes musculaires, des contractures plus ou moins prolongées des muscles abdominaux de la partie sus-ombilicale de l'abdomen, ainsi que j'ai pu le constater à diverses reprises. Elles étaient accompagnées de contractions douloureuses de l'intestin, de l'estomac et probablement aussi du diaphragme.

La malade était absolument lasse de souffrir, elle demandait ardemment une opération, pour la débarrasser de ses calculs biliaires, auxquels elle attribuait tous ses maux.

Le diagnostic précis de l'affection était difficile à établir.

En raison de l'apparition de selles décolorées à chaque accès, on pouvait supposer une obstruction du canal cholédoque par un calcul engagé dans ce canal indépendamment des calculs qui existaient dans la vésicule biliaire.

L'existence des calculs biliaires dans la vésicule était très facile à constater, par suite de l'amaigrissement de la malade. Il existait au-dessous de la limite inférieure de la matité hépatique une tumeur dure, allongée, de cinq centimètres de largeur, qui descendait à deux centimètres au-dessous de la ligne transversale correspondant à l'ombilic. La partie moyenne de cette tumeur était située à sept centimètres de la ligne médiane du corps; elle correspondait exactement à la position anatomique de la vésicule biliaire. Toutefois, par la percussion on ne pouvait pas y déterminer de bruits résultant du choc et de la collision des calculs, qui devaient être nombreux.

La partie supérieure du muscle droit, du côté droit, était habituellement contracturée, mais non douloureuse; elle devenait très douloureuse, très dure et beaucoup plus saillante pendant les accès des crises. Les contractures se propageaient progressivement alors aux muscles de la paroi abdominale sus-ombilicale, au muscle grand dentelé du côté droit, et dans les fortes crises, à des muscles de diverses parties du corps. Les vomissements survenaient facilement, tendaient à devenir spasmodiques, empêchant toute alimentation.

Quoiqu'il fût malaisé de prendre une détermination, tant à cause de la position de la pauvre malade, qui était mère de huit enfants, qu'en raison de la gravité de l'intervention chirurgicale, dans un cas où le diagnostic ne pouvait être établi d'une manière parfaite, car l'hypothèse de la coexistence possible d'un calcul engagé dans le canal cholédoque rendait le pronostic excessivement grave; néanmoins l'opération fut décidée en principe.

Toutefois, comme dans les derniers temps, les crises étaient devenues très violentes et quotidiennes, je conseillai à la malade de patienter encore quelques jours, afin d'observer la marche de l'affection et de savoir si le calcul qu'on supposait pouvoir être engagé dans le canal cholédoque ne serait peut-être pas expulsé spontanément. Mais au bout d'une semaine, la malade, lassée de ses cruelles souffrances et de son inutile patience, voulut décidément être opérée, malgré les suites quelconques d'une intervention chirurgicale.

L'opération, décidée en vue de l'existence de calculs renfermés dans la vésicule biliaire et de l'hypothèse de la présence possible, sinon probable, d'un calcul engagé dans le canal cholédoque, devait consister

en une cholécystectomie (ablation de la vésicule biliaire, et, subsidiairement, en une incision de l'intestin grêle (du duodénum) vis-à-vis le
calcul supposé arrêté à l'orifice du canal de Wirsung. L'incision de
l'intestin devait permettre de diviser directement les tissus qui recouvraient le calcul pour en opérer l'extraction, et après les soins d'hémostase, cette incision devait être suturée.

L'opération eut lieu le 15 novembre 1886, en présence et avec l'assistance de MM. Kien, Herrenschmidt, Meyer et Emile Müller.

Je fis une incision de quatorze centimètres de longueur le long du
bord externe du muscle droit, presque sur l'axe de la vésicule biliaire.
Dans le cours de l'incision le nerf du muscle droit se trouva sous le
tranchant du bistouri, mais ce nerf fut ménagé et maintenu relevé vers
la partie supérieure de l'incision.

La paroi abdominale était libre d'adhérences, mais la vésicule biliaire
était en connexion continue dans toute l'étendue de sa surface inférieure avec les organes voisins, recouverts d'exsudats fibrineux épaissis
et indurés.

La dissection et le décollement de la vésicule jusqu'au canal cystique fut très laborieuse. La vésicule était distendue par les calculs ;
elle était très épaissie par l'inflammation chronique, et je parvins avec
peine à la détacher du foie dont elle ne pouvait être séparée que par
une dissection progressive à travers les tissus épaissis et indurés. Les
difficultés furent surtout très grandes au voisinage du canal cystique
que j'étreignis avec un fil de soie par ligature perdue. La vésicule fut
excisée à quatre ou cinq centimètres de la ligature. Elle renfermait
quarante-sept calculs de cholestérine plus ou moins volumineux,
taillés à facettes. La surface interne de la vésicule était villeuse,
épaissie par des exsudats fibrineux ; elle ne renfermait aucun amas de
bile.

Un suintement séro-sanguinolent très abondant s'opérait sur toute
la surface du sillon du foie, qui renfermait la vésicule. Cependant ce
suintement se calma peu à peu. Pendant ce temps, je recherchai avec
soin s'il existait un calcul cholédoque, mais il me fut impossible d'en
constater aucune trace.

Comme le suintement séro-sanguin de l'excavation qui logeait la
vésicule était à peu près arrêté, je me disposais à opérer la réunion,
lorsque à la suite d'un vomissement chloroformique, je m'aperçus qu'il
se produisait un écoulement de bile, mais il me fut impossible de voir

le point déterminé d'où la bile s'échappait. La ligature était solidement serrée et était restée en place. Après une attente d'un quart
d'heure, n'apercevant plus aucun suintement, je me décidai à opérer
la réunion que je me proposais de faire d'une manière immédiate dans
toute l'étendue de l'incision à l'aide d'une suture profonde et d'une
suture superficielle. Cette réunion était presque achevée et l'opération
allait être terminée quand je vis encore du sang et de la bile en abondance, à la suite d'un nouveau vomissement chloroformique, en entre-
bâillant l'angle inférieur de l'incision où la réunion n'était pas encore
complète. Désespéré de cet incident et considérant la malade comme
perdue si je ne parvenais pas à faire cesser l'écoulement de la bile, ou
au moins à lui maintenir une issue libre au dehors, je me décidai à
enlever tous les points de suture.

Dans l'hypothèse d'une constriction incomplète du canal cystique,
j'appliquai sur l'extrémité de ce canal deux pinces hémostatiques et je
tordis ce canal en deux tours. J'appliquai également deux pinces dans
le sillon du foie, en un point qui paraissait être le siège d'un suintement sanguin et où la surface du foie pouvait avoir été légèrement
intéressée, et je les laissai également à demeure. J'opérai ensuite la
réunion d'une manière incomplète, de telle sorte que l'angle inférieur
de l'incision qui logeait les pinces, auxquelles j'avais encore ajouté
deux tubes à drainage, restât libre et déclive.

L'opérée a dû son salut à cette disposition opératoire.

Malgré la torsion du canal cystique et le pincement des tissus de la
surface d'excision du sillon vésiculaire du foie, l'écoulement de bile se
reproduisit à chaque vomissement chloroformique avec une abondance
extraordinaire, surtout les jours suivants, lorsque la malade prit des
aliments.

L'écoulement de bile se produisait indépendamment des vomissements, qui avaient cessé tout à fait au bout de douze à quinze heures.
Il avait lieu surtout environ deux ou trois heures après l'ingestion
des aliments, par intervalles plus ou moins rapprochés. Les linges,
le coton, tout l'appareil de pansement étaient chaque fois imbibés
de bile jaunâtre. Si l'écoulement de ce liquide n'avait pas été possible au dehors, la bile se serait accumulée dans la cavité
péritonéale, où elle aurait certainement déterminé une péritonite
mortelle, ainsi que cela est arrivé dans divers cas inédits de cholécystectomie, qui auraient peut-être été suivis de guérison si l'on n'a

vait pas fait une réunion immédiate. Toutefois la réunion immédiate peut donner lieu à un résultat favorable si l'opération est facile et s'il n'y a pas eu de lésion des conduits biliaires ou du parenchyme du foie, qu'il est difficile de ne pas intéresser lorsque la vésicule est très adhérente, ainsi que cela doit être souvent le cas. Il est probable que dans cette opération-ci la surface du foie aura été éraillée ou compromise pendant la laborieuse excision de la vésicule. Quoi qu'il en soit, les pinces furent enlevées le sixième jour. On maintint l'écoulement des liquides au dehors par deux tubes en caoutchouc. L'écoulement de bile diminua progressivement à partir du quatrième jour et s'arrêta complètement le douzième jour.

Le pansement fut opéré à l'aide de coton saupoudré d'iodoforme.

La température ne s'éleva pas au delà de 37,5, quoique l'opération eût duré plus de trois heures et demie, en raison des incidents qui l'ont accompagnée.

La cicatrisation a été complète au bout de trois semaines et demie.

Néammoins, quinze jours après, malgré l'ablation de la vésicule biliaire, l'opérée a ressenti une légère atteinte de coliques hépatiques, caractérisées comme les coliques antérieures, par des contractures musculaires de la région sus-ombilicale, avec sensation de resserrement douloureux, mais non accompagnées d'ictère.

Depuis cette époque, c'est-à-dire depuis plus d'un an, la santé est excellente. Les selles sont restées normales. L'opérée a repris un teint rosé, avec un très bel embonpoint.

OBSERVATION DE KOZINSKY. (74)

La première malade, 33 ans, était de bonne santé habituelle, sauf de l'ictère depuis 2 ans. Depuis un an, elle remarquait une tumeur grosse comme une orange du côté droit, dure, fluctuante, mobile, souvent douloureuse, et qui s'accrut rapidement. On se décida pour la laparotomie, car sa tumeur représentait certainement la vésicule grossie. On la ponctionna ; il en sortit 600 grammes environ de liquide purulent, puis on agrandit l'ouverture de la vésicule, et il fut extrait un calcul enclavé dans le col. Extirpation de la vésicule, toilette de la cavité péritonéale. Mort de péritonite en quarante heures.

OBSERVATION DE KRONLEIN (29)

Femme B..., 34 ans, veuve depuis cinq ans. Dernière grossesse en octobre 1879. Depuis deux ans, traitement pour une légère descente de matrice. La malade fait remonter son affection actuelle aux mois d'avril et de mai de 1884. A cette époque, elle éprouvait presque journellement dans le bas ventre des douleurs très violentes, durant d'une à deux heures, non localisées, mais irradiées principalement vers les reins.

Elles surviennent brusquement, sans cause apparente, souvent le soir au lit, et si violentes que la malade se roulait à terre.

Sueurs abondantes pendant la crise; après les douleurs il ne restait que l'affaiblissement et la fatigue. La durée maxima de la crise fut de quinze minutes. Jamais d'ictère. On ne recherche pas alors les calculs biliaires dans les selles. A la fin de mai, plus de crise, mais la malade remarque qu'il se produit dans l'hypocondre droit, sous le rebord des côtes, une tumeur grosse comme une noix, douloureuse au toucher.

Depuis, cette tumeur s'accrut très lentement, devint moins sensible à la pression. Par contre, sensation pénible de plénitude au bas ventre. La malade éprouvait, surtout après le manger, des nausées violentes et de la céphalalgie. Appétit diminué, amaigrissement. Après un séjour prolongé et répété à la Maternité et à la Clinique médicale, la malade fut engagée par le professeur O'Wiss à se faire opérer, d'où son passage en chirurgie.

Etat actuel. — Femme de taille moyenne, grêle. Panicule adipeux flasque et peu abondant. Cœur et poumons normaux.

La matité hépatique absolue commence à la ligne mamelonnée, au milieu de la sixième côte, et n'atteint pas en bas le rebord des côtes. Abdomen bien gonflé, mou, dépressible. A droite, on trouve une tumeur de consistance élastique, et assez douloureuse à une forte pression, piriforme, se rétrécissant un peu vers la base. La largeur est d'environ 7 cent. La longueur, mesurée depuis le rebord des côtes, a 12 cent. 1/2. Elle paraît siéger directement sous le rebord costal, et là, à sa base, est peu mobile, tandis que son extrémité inférieure, voisine de la symphyse, se laisse manifestement déplacer dans tous les sens.

Au repos, l'axe longitudinal de la tumeur tombe sur la ligne blanche.

La surface est unie, nulle part on ne sent de partie proéminente, la respiration déplace manifestement la tumeur, qui monte et descend.

L'examen des organes génitaux ne présente rien de bien anormal. Utérus un peu antéfléchi, parfaitement mobile, non hypertrophié, non douloureux, un peu distendu. On atteint les deux ovaires, qui sont normaux.

Règles non douloureuses, normales.

Diagnostic. Hydropisie de la vésicule biliaire après coliques hépatiques, par oblitération du conduit cystique.

Comme il n'y a pas eu et qu'il n'y a pas d'ictère, et que les selles ont conservé leur coloration, le canal cholédoque est jugé libre.

Pour des raisons étrangères, l'opération n'est pas faite de suite (27 août) mais seulement le 28 octobre.

Pendant le temps que la malade a passé chez elle, la tumeur a augmenté de volume. Dans le décubitus dorsal elle descend jusqu'à 1 cent. 1/2 de la symphyse; longueur jusqu'à la base 17 cent. La largeur n'a augmenté qu'à la base.

Les nausées ont augmenté au point que la malade ne prend presque plus de nourriture.

Le 28 octobre 1885, cholécystectomie.

Comme solution antiseptique, solution chaude de sublimé à 1/2000. Durée de l'opération, une heure et demie. Anesthésie bonne (chloroforme anglais), pas de vomissements. Incision de l'abdomen au bord externe du muscle droit à droite, depuis les côtes jusqu'à environ 13 c. plus bas. Les parties molles sont traversées couches par couches. La moindre hémorragie est arrêtée. Puis le péritoine est incisé sur toute la longueur. Les lèvres péritonéales sont saisies et écartées. Les intestins n'apparaissent pas durant l'opération.

La tumeur, qui se présente de suite dans la plaie, est la vésicule biliaire. Elle est mobile partout, sauf à son insertion auprès du bord hépatique; est en forme de coin et se termine par une lame fibreuse épaisse, qui s'étend très loin au-devant de la vésicule.

La tumeur est élastique, blanc-olivâtre. La vésicule est attirée à la plaie et les adhérences à la face inférieure du foie, déchirées avec la pince à drainer; souvent, du moins au début, il a fallu se servir du couteau. Ce temps de l'opération est très long, et offre la plus grande difficulté.

Dix ligatures au catgut sont nécessaires. A la face postérieure de la vésicule se trouvent quelques adhérences épiploïques qu'on sectionne. On écarte l'épiploon. La vésicule s'échappe alors comme une anse intestinale de la plaie abdominale, elle n'a plus de communication avec le foie que par le conduit cystique, et présente une longueur d'environ vingt centimètres sur une largeur de cinq centimètres.

A l'incision de la vésicule et du canal cystique, on sent un noyau dur et gros comme une cerise, un calcul biliaire. Le cholédoque est libre.

On incise alors la pointe de la vésicule en dehors du péritoine, et il s'échappe 45 cc. d'un liquide blanchâtre, visqueux, gluant et deux calculs à facettes de cholestérine, gros comme une noix environ.

Le doigt introduit dans la vésicule sent dans le conduit cystique le calcul, mais on n'arrive plus à le retirer. Au delà (par rapport au centre) de ce calcul on fait une petite ligature de soie.

On fait une incision sur le calcul en dehors du péritoine, et on l'éloigne. Mais quelques gouttes de bile qui s'échappent à ce moment sont recueillies par une éponge. Section du canal au-dessous de la ligature. Désinfection du pédicule, qu'on recouvre de poudre d'iodoforme. La partie cystique a été liée à part, au moment du décollement de la vésicule d'avec le foie. Suture continue du péritoine, au catgut. Onze points de sutures et deux sutures plates des parties molles. Gaze iodoformée. Pansement antiseptique.

Le pouls qui avant l'opération était fort et à soixante-quatre, est maintenant petit, à peine sensible, à cinquante-deux pulsations, bien que la malade ait pris peu de chloroforme et que la perte de sang ait été nulle. La malade est couchée et ne va pas mieux, malgré trois piqûres d'éther ; un quart d'heure après elle revient à elle, le pouls redevient fort comme avant et remonte à 88-80, pour s'y maintenir les jours suivants.

Un moment après l'opération, la malade rend environ 100 cmc. de bile.

Analyse du liquide de la vésicule.

Pour 100 cmc.

— 88 gr. 05 d'eau.
— 11 gr. 95, matières solides.
— 0 gr. 532, minérales.
— 0 gr. 172 d'albumine.

Pas d'acides biliaires. Pas de matières colorantes biliaires.

Pouls de la malade avant l'opération : 42 m. 1/2.

29 octobre. — La fétidité de l'haleine diminue beaucoup le soir.

La malade rend de nouveau de la bile. Rétention d'urine. Quelques douleurs au niveau de la plaie.

8 novembre. — Pas de fièvre. Température moyenne, la veille au soir, 37°6, Ps. 80.

Hier, la malade n'était pas contente de la journée, et encore aujourd'hui jusqu'à midi, elle a rendu une plus grande quantité de matière verdâtre ; ce qui la soulage.

Déjà le jour avant on a remarqué que la plaie du visage prenait une teinte brune, analogue à celle de la maladie bronzée, avec un peu d'œdème aux joues et au front. Urines sans albumine, faiblement concentrées.

5 novembre. — La teinte bronzée et l'œdème ont disparu. La malade va bien.

Premier pansement. Plaie sans aucune réaction. Réunion primitive. Enlèvement des fils de soie.

8 novembre. — Deuxième pansement. Enlèvement des deux sutures. Appétit faible.

10 novembre. — Première selle.

7 décembre. — La malade s'est vite remise. Elle s'est levée. A la fin de la troisième semaine, elle sort guérie.

13 janvier 1886. — La malade revient à ma clinique. Elle a bonne mine. L'appétit est bon. Plus de vomissements ni de douleurs abdominales. Cicatrice longue de 4 cm. Le foie ne dépasse plus le rebord costal, l'abdomen est souple et nulle part douloureux.

Poids 48 kilog., c'est-à-dire 5 kilog. et demi de plus qu'au moment de l'opération.

1re OBSERVATION DE KUMMEL (30)

Femme de 26 ans, excellente santé générale, sauf des accès de coliques biliaires qui la torturaient depuis fort longtemps. Elle entra à l'hôpital avec tous les symptômes d'une cholémie profonde : sentiment de pesanteur très douloureux de la région hépatique; peau colorée fortement, etc. Tous ces symptômes ne permettaient pas d'essayer un traitement palliatif et de longue durée, et comme les forces s'en allaient de jour en jour, et que la fièvre ne quittait plus la malade, nous nous décidâmes pour une intervention immédiate. Il était impossible de saisir la vésicule, même dans le sommeil chloroformique. La vésicule, après l'ouverture de la cavité abdominale, était cependant dilatée, tendue, pleine d'un liquide purulent. L'extirpation fut facile, mais on ne put découvrir les calculs obstructeurs. Le canal cystique et le canal cholédoque étaient libres tous les deux, et nous supposons que le calcul avait été rejeté dans le duodénum, peut-être pendant les manœuvres du palper.

La cicatrisation se fit bien : elle était complète le dixième jour. L'ictère, les selles décolorées, les accès de fièvre vespérale, tous les symptômes avaient disparu. La malade avait un excellent appétit, mais cependant n'engraissait pas autant qu'on aurait pu l'espérer, d'après les observations de Crédé. Ce ne fut que trois ou quatre semaines après que le poids augmenta, et c'est maintenant une femme bien portante, de bon visage, qui pèse 40 kilog., qui se porte à merveille, et vaque sans fatigue aucune aux occupations de son ménage.

2ᵉ Observation de Kümmel (30)

Il s'agit d'une femme d'environ 40 ans, qui souffrait depuis plusieurs années de coliques biliaires, violentes, s'exaspérant par moments, et qui rendaient son existence insupportable. Sa peau était profondément colorée, presque bronzée, et les accès se renouvelaient de plus en plus fréquents et douloureux. On décida d'intervenir. Après l'ouverture de l'abdomen, on eut quelque peine à trouver la vésicule, qui était petite, renfermait un gros calcul qui obstruait son orifice ; cette vésicule était accolée au bord du foie par des adhérences très solides et qui furent très difficiles à rompre. L'opération semblait finie, lorsque l'on s'aperçut qu'il y avait aussi un gros calcul dans le canal cholédoque, on incisa aussi celui-ci, on enleva le calcul, et l'on sutura le canal cholédoque, qui était dilaté en ampoule et presque aussi volumineux qu'une vésicule normale.

La malade était dans un collapsus profond ; elle mourut vingt heures après.

1ʳᵉ Observation de Langenbuch (31)

M. D..., 43 ans, secrétaire d'un magistrat de Berlin, souffrait depuis fort longtemps de violentes coliques biliaires. Jusque-là bien portant, il avait été pris en 1868 de vomissements incessants et de douleurs insupportables dans le flanc droit. Au début, les accès se renouvelaient une ou deux fois par an. En 1869, survint un ictère violent, qui revint au bout de deux mois ; depuis ce temps, les accès se multiplièrent, et l'ictère augmenta d'intensité. En même temps, on pouvait sentir aux environs de la vésicule biliaire une tumeur dure et lisse. Puis il y eut des expulsions fréquentes de calculs biliaires. Sur le conseil de M. le Dr Frerichs, le malade alla passer trois ans à Carlsbad. Les douleurs ne diminuèrent pas. La première année, le malade pesait 89 k. 500 gr., il descendit à 75, puis à 52 kilos. L'amaigrissement est d'ailleurs très remarquable. La peau est sèche, et jaune, ainsi que les conjonctives.

Les limites du foie sont normales, et les environs de la vésicule ne sont pas douloureux. Les fonctions digestives s'accomplissent mal. L'appétit est très faible, la constipation et le météorisme sont opiniâtres. L'urine ne présente ni le pigment biliaire, ni aucune espèce d'anomalie. Les accès douloureux sont maintenant presque journaliers, et d'une intensité telle, qu'ils sont suivis d'une période de résolution presque comateuse.

Depuis neuf mois, le malade prend des doses croissantes de morphine. Il est très déprimé et très triste. Il se plaint de voir ses douleurs croître toujours d'intensité, ses forces diminuer toujours : la morphine seule, dit-il, le soutient. Il voit son état empirer, et l'heure fatale s'approcher. Son état était en effet très précaire. La faiblesse croissante, les douleurs continuelles, la morphine, tout aggravait le pronostic. Devant ce danger presque certain, et l'évidence du diagnostic, je crus devoir représenter au malade la seule chance de salut qui lui restât, et après en avoir mûrement réfléchi, je me décidai à tenter l'opération.

Quelque temps après, il vint me trouver à l'hôpital, le 10 juillet, et me pria de procéder à l'opération. Je le laissai en observation pendant cinq jours : il avait environ deux accès de douleurs violentes par jour, qui tiraient manifestement leur origine de la vésicule biliaire.

Je fis l'opération le 15 juillet. Je n'ai pas besoin d'insister sur les précautions antiseptiques que je pris : le cas m'intéressait au plus haut degré, et je ne négligeai aucun soin pour qu'il réussît.

L'opération fut pratiquée comme je l'ai décrite ci-dessus. La vésicule biliaire était enflammée, et ses parois très épaissies : elle était peu tendue : une ponction avec la seringue de Pravaz suffit à la vider. En l'ouvrant, on y trouva deux calculs de cholestérine, et on pouvait supposer que les calculs étaient éliminés au moment des accès de coliques hépatiques. En disséquant la vésicule du foie, on coupa une petite veine, qui fut liée avec du catgut.

Le malade passa très bien la journée et la nuit qui suivirent l'opération.

Le 16 juillet au matin, il fumait un cigare. Il fut pris d'une faim excessive, que calmèrent très peu une petite quantité d'aliments faciles à digérer. Aucune douleur. Temp. et Ps normaux.

Le 17, la faim était toujours violente, aucune douleur. T. et P. normaux.

Le 18, l'état général était excellent, et les douleurs toujours nulles. Le malade ayant toujours un grand appétit, on lui permit un peu de viande avec des pommes de terre. Aucune fièvre.

Le 19 juillet, en respirant, le malade ressentit une douleur dans la poitrine : un examen attentif démontra la présence d'une pleurésie sèche. On lui administra un lavement, car il était constipé, ainsi qu'une tasse de thé de Saint-Germain.

Le 20 juillet, aucune selle, mais état général normal.

Le 21, la blessure est cicatrisée : on enlève les points de suture. Le soir, selle abondante.

La santé s'améliore ainsi, au point que le malade peut se lever le 27 juillet.

Les anciennes douleurs ne sont encore pas revenues (mi-novembre), ainsi qu'on pouvait le prévoir. Cependant on eut à lutter quelque temps contre une certaine faiblesse de l'estomac, maintenant disparue. Le malade ne prit plus de morphine depuis l'opération.

Le 10 août, il avait gagné cinq kilos, et au commencement de septembre, de nouveau cinq kilogrammes.

2° et 3° OBSERVATIONS DE LANGENBUCH (34)

Femme de 34 ans, qui montrait depuis un an les signes cliniques de la cholélithiase. Elle fut atteinte d'abord de coliques périodiques, puis quelques mois après, de douleurs permanentes et dont elle souffrait beaucoup. La région de la vésicule était très sensible, et un jour, la malade y découvrit une tumeur dure et proéminente. Les douleurs qu'occasionnait cette tumeur ne lui permettaient ni de se baisser ni de travailler à quoi que ce fût. Elle quitta son métier, et naturellement, ne pouvait suivre un long et coûteux traitement. Ici encore l'opération me paraissait le chemin le plus court pour arriver à la guérison. La vésicule était unie aux régions environnantes par des adhérences en partie ligamenteuses, en partie lâches. Elle avait des parois épaissies, et contenait deux calculs de la grosseur d'une châtaigne. Les calculs sont fortement attachés à la paroi : ils doivent être déjà vieux. Nous pouvons supposer que le processus lithiasique datait de longtemps, mais que les douleurs ne sont apparues que lorsque la vésicule étant enflammée, elle n'avait plus l'énergie de chasser régulièrement et sans douleurs les petits calculs qu'elle contenait.

Dans ce cas, la muqueuse était déjà profondément altérée, lorsque les calculs étaient encore tout petits. Au moment de l'opération, la muqueuse était à deux doigts d'une perforation, et nous avons ainsi évité à la malade une des conséquences mortelles de cette redoutable et insidieuse maladie.

La blessure se cicatrisa parfaitement, et la femme jouit actuellement d'une santé florissante.

Il y a quelque temps, j'eus à traiter un autre homme, qui souffrait depuis des années de coliques biliaires terribles, et chez lequel le diagnostic avait été fait, d'ailleurs, par des médecins très compétents. La thérapeutique tout entière avait été essayée sans succès, et le malade ne se consolait que grâce à la morphine. La morphinomanie venait encore aggraver sa maladie. Enfin, le Dr Lewandowsky, le médecin traitant, m'avait prié de venir voir avec lui le malade, et de l'opérer, s'il le fallait.

Le malade gardait le lit depuis longtemps, il avait de fréquents accès de fièvre, et des douleurs intolérables dans la région de la vésicule. Mais le ptosis et l'asymétrie de sa face pouvait faire songer à une affection cérébrale.

L'opération se passa bien, et la blessure se ferma normalement. Il n'y avait à la vérité aucun calcul dans la vésicule, mais des parois enflammées et épaissies notablement. Les douleurs cessèrent aussitôt après l'opération ; et le malade avait recouvré la tranquillité, lorsqu'il mourut d'une hémorragie cérébrale quelque temps après la complète guérison. L'autopsie donna pour cause de la mort un tubercule caséeux du plexus choroïde gauche ; mais on reconnut en ouvrant l'abdomen que la cicatrisation avait évolué très normalement.

4ᵉ Observation de Langenbuch (70)

Cholécystectomie pratiquée d'après la méthode des opérations antérieures.

Une ulcération, datant d'avant l'opération, et que l'on n'avait pas remarquée, amena la perforation du canal cystique, près de sa réunion avec le canal hépatique.

L'écoulement incessant de la bile par la fistule dans la cavité abdominale provoque bientôt la mort du malade [1].

5° Observation de Langenbuch (70)

La première cholécystectomie pratiquée en Belgique fut faite à Bruxelles, par le docteur Langenbuch, en septembre 1884. Il s'agissait d'un des malades de Thiriar, âgé de 52 ans, appartenant à la haute finance. Depuis trente deux ans, il souffrait de coliques hépatiques atroces qu'aucune des célébrités médicales de l'Europe, tour à tour consultées, n'avait pu guérir ni même calmer. Plus favorisé que tant d'autres par sa position sociale, ce malade avait en effet consulté tout ce que la Belgique, la France, l'Italie, l'Allemagne, la Hollande et l'Angleterre comptent d'illustrations médicales. Il s'était astreint à diverses cures, notamment trois fois à Contrexéville, sept fois à Vichy et dix-sept fois à Carlsbad. Rien n'y avait fait, rien n'avait même quelque peu allégé et éloigné les crises. L'infortuné malade était désespéré, il avait pris la résolution formelle de ne plus supporter de crise. Aussi n'hésita-t-il pas à solliciter la cure radicale par l'extirpation de sa vésicule. Il communiqua sa détermination à Thiriar, qui l'approuva complètement.

L'opération fut pratiquée le 11 septembre, elle dura une heure et demie et fut très laborieuse, car nombreuses étaient les adhérences du foie avec le péritoine pariétal d'abord, de la vésicule avec le côlon et le duodénum ensuite. Deux fortes ligatures furent placées à l'origine du canal cystique après qu'on eut refoulé dans la vésicule un gros calcul qui l'obstruait. La vésicule ayant été enlevée, trois sutures réunirent les bords du canal sectionné ; puis, après la toilette complète de la région

---

(1) L'auteur ajoute que l'opération n'avait pas été faite avec tous les soins voulus, qu'il aurait dû se rendre compte de l'état des conduits biliaires avant d'extirper la vésicule.

opératoire, la plaie abdominale fut fermée par de nombreuses sutures en soie sublimée, les unes profondes, les autres superficielles.

Les premières vingt-quatre heures qui suivirent l'opération furent assez pénibles ; à diverses reprises, l'opéré eut des vomissements et de véritables accès de douleur qui le tourmentaient beaucoup. Le 14 septembre, le malade put déjà s'asseoir sur le bord du lit. Il éprouvait de temps en temps de véritables crises siégeant à la région du foie. Le pouls variait entre vingt et vingt-deux pulsations au quart ; la température ne dépassait pas trente-sept degrés. Le soir de ce jour, il fut pris de frissons et d'un violent point de côté. Le 15, après le départ de Langenbuch, je constatai l'existence d'une pneumonie à droite. Cette complication tint le malade au lit jusqu'au 6 octobre, avec des alternatives d'amélioration et d'aggravation.

A partir de l'apparition de la pneumonie, toutes les manifestations douloureuses du côté du ventre disparurent, et lorsque le 20 septembre, c'est-à-dire neuf jours après l'opération, je levai le pansement pour couper les dix-sept points de suture, la guérison était parfaite.

La vésicule enlevée était hypertrophiée et renfermait quatre-vingt-dix calculs de diverses grosseurs.

6° Observation de Langenbuch (35)

Mme Lange, ouvrière, 49 ans. Observation prise le 6 mai 1885.

La malade, femme assez corpulente, avait déjà souffert pendant de longues années de calculs biliaires douloureux. Les accès n'étaient pas très rapprochés, mais précédés chacun de douleurs violentes. A l'époque de l'observation, elle se trouvait dans un moment de répit, mais souffrait beaucoup dans son travail, et lorsqu'elle se baissait, avait des douleurs intolérables, en même temps une tumeur assez volumineuse grossissait dans son flanc droit.

On sentait fort bien sa vésicule par le palper profond. Pas d'ictère. Tout traitement avait échoué.

Le 16 mai, on l'opéra. Il fallut traverser une forte couche de graisse avant d'arriver au sommet de la tumeur. La vésicule était très grossie et très distendue. La déchirure des adhérences avec les organes voisins fut difficile, et il y eut du sang, qui fut vite tari par le thermocautère, après la ligature du canal cystique et l'ablation de la vésicule. La vésicule avait des parois notablement enflammées et contenait un liquide couleur chocolat, et de la consistance du sang. Dans le canal cystique il y avait un calcul de la grosseur d'une petite noisette, mais le canal cholédoque était vide.

Le 4 juin, la malade sortait guérie.

7° Observation de Langenbuch (36)

Cholélithiase. — Oblitération des canaux biliaires par un calcul. — Écrasement du calcul obstructeur.

Madame Howald, 43 ans. Observation prise le 21 juillet 1886.

La malade, une petite femme à l'apparence délicate, souffre depuis plusieurs années, de coliques biliaires à retour fréquent, s'accompagnant d'ictère. Depuis six mois, la jaunisse ne la quittait plus, bien que les accès de coliques revinssent toujours par intervalles. Malgré tous les moyens qu'elle avait employés et les soins d'excellents médecins, le poids de son corps et l'état général de ses forces ne faisaient que diminuer. La malade, qui, avant cette époque, était assez corpulente et pesait 70 kilos, était effroyablement amaigrie, et ne pesait plus que 45 kilos. La peau et les conjonctives étaient profondément ictériques, les selles étaient décolorées, sans qu'il y ait le moindre mélange de parties colorées par la bile, et l'urine présentait la teinte acajou foncé bien connue. L'appétit était mauvais et le sommeil de la malade troublé par de fréquentes démangeaisons. En outre, une fois par semaine, le mardi ou le jeudi, selon le dire de la malade, elle avait un violent frisson suivi de fièvre et de sueurs, que la quinine était impuissante à calmer. Le palper ne révélait rien d'anormal, mais le foie était hypertrophié, et son bord antérieur descendait jusqu'au niveau de l'ombilic.

La malade et ses parents sentaient que cela ne pouvait durer, et la première voulait, à tout prix, même à celui d'une opération, être débarrassée de ses atroces douleurs. Elle vint donc à Berlin, et entra au Lazarin Krankenhaus.

Les anamnéstiques, comme l'examen, était en faveur du diagnostic d'obstruction du cholédoque par un calcul. Je décidai donc, après l'avoir mise en observation pendant trois semaines, pendant lesquelles elle fut soigneusement surveillée, et après avoir pris un nouvel état des forces et de poids du corps, de procéder à une incision exploratrice.

La vésicule biliaire était petite, contenait peu de liquide, et un calcul de la grosseur d'une noisette ; elle avait contracté des adhérences avec tous les organes voisins, de sorte qu'il fut long et difficile de la détacher de ces adhérences jusqu'au cholédoque. Enfin le doigt put explorer le cholédoque et y sentir deux calculs longs de plusieurs centimètres, et certainement larges de plus d'un centimètre. On dut renoncer à chercher à les pousser dans la vésicule biliaire. Cependant l'un d'eux fut repoussé à l'aide du doigt. A l'aide d'une pince dont je garnis les mors d'amadou trempé dans le sublimé, je pus broyer l'autre calcul, et le réduire en petits fragments, que je fis passer, ainsi que d'autres petites pierres que contenait le canal cystique, dans la vésicule. Le canal cholédoque était donc entièrement libre ; alors j'extirpai la vésicule, dont l'état était déplorable, et qui contenait les calculs que j'ai mentionnés. Puis je fermai l'abdomen. Malheureusement, l'opération avait duré près de deux heures, avait été très sanglante, et un long sommeil avait suivi ; lorsque la malade eut été reportée dans son lit, elle avait eu une diarrhée contenant de la bile, ce qui me remplit de joie, car cela prouvait que le canal cholédoque n'était pas obstrué.

La nuit fut tranquille, mais le matin la malade se sentit prise d'une faiblesse subite. Elle eut un frisson qu'elle avait déjà ressenti depuis longtemps. La fièvre monta rapidement, et à midi la température était de 40°7. Le collapsus arriva rapidement, et la malade mourut vingt-deux heures après l'opération.

L'autopsie donna : coloration ictérique intense de tout le corps. Dans la cavité abdominale, environ un demi-litre de sang fluide et non caillé. Le péritoine était blanc nacré dans toute son étendue, et la séreuse superficiellement injectée ; elle avait souffert, dans quelques parties de l'intestin, de blessures mécaniques, de brûlures dues au sublimé.

D'ailleurs, comme nous avions opéré avec la plus rigoureuse antisepsie, il ne pouvait être question de péritonite ni de septicémie généralisée. Le foie était énormément gros et s'étendait d'un côté jusqu'à la rate : ses dimensions étaient 20, 31 et 11 cent. La rate était également hypertrophiée ; rien d'anormal aux reins.

Le cœur était petit, le ventricule gauche fortement contracté ; le ventricule droit était atone, et le myocarde légèrement enflammé. Les poumons ne présentaient rien d'intéressant. Sur une préparation isolée des voies biliaires, on voyait : dans une partie du canal cholédoque considérablement dilaté, et qui mesurait 4 cent. de calibre, on trouva quelques morceaux du calcul broyé. Dans la dilatation en forme d'ampoule qui précédait la bouche du canal cholédoque dans le duodénum, il y avait un calcul de la grosseur d'une noix, qui n'obstruait pas complètement le canal, mais d'un diamètre d'un cent. Un calcul de cette taille aurait été facilement expulsé par la malade, après l'opération, par le fait même de la bile qu'elle aurait fabriquée. Le tissu du foie était ratatiné, pâle et exsangue, et les canaux biliaires, dilatés jusqu'au volume d'une petite plume d'oie, contenaient, ainsi que la vésicule, un liquide purulent, jaune verdâtre, trouble, mais non pas la bile habituellement contenue dans les canaux biliaires. Ce liquide était légèrement coloré par de la bile. Dans le foie et dans le canal hépatique, quelques petites concrétions.

8e OBSERVATION DE LANGENBUCH (36)

Fistule biliaire persistante après une cholécystotomie
Cholécystectomie

Lilly Schœfer, 24 ans.

Entrée le 15 juillet 1886.

La malade, qui était gouvernante en Angleterre, y avait souffert de grandes douleurs dans la région de la vésicule biliaire. On lui fit une fistule biliaire à l'hôpital de Leid, en janvier 1886, par où étaient sortis plusieurs calculs. Puis les calculs furent remplacés par un écoulement désagréable, d'un liquide clair comme de l'eau, d'odeur fade, de consistance filante, environ 100 grammes par jour. Cela obligeait la malade à porter constamment un récipient de verre fixé avec des bandages qui entouraient sa taille, et malgré cela, la jeune fille trouvait encore dans sa chemise et sur son corps, des traces du liquide organique insuffisamment recueilli. Cet écoulement, interrompu, s'aggrava encore de complications nerveuses.

La malade vomissait sans exception, après chaque repas, le tiers ou les trois quarts de ce qu'elle avait pris Les choses en étaient arrivées à un point tel, que le séjour de la malade était impossible dans une famille étrangère, elle revint en Allemagne, décidée à se soumettre à tout ce qui serait nécessaire pour la débarrasser de cette énervante fistule.

Déjà avec la sonde, je percevais, lors du premier examen, des concrétions fixées au niveau du canal cystique, au fond de la vésicule.

Ces concrétions empêchaient la bile de se rendre dans la vésicule, pendant que celle-ci produisait une quantité considérable de mucus, qui sortait par la fistule. Si celle-ci s'était fermée, il se serait formé une collection liquide qui aurait énormément distendu la vésicule, à cause de la sécrétion incessante de mucus, et cela se serait terminé par une rupture des parois, à moins que la pression intravésiculaire, agissant sur la muqueuse, n'ait entravé et supprimé la mucogenèse.

Comme il ne fallait songer ni à fermer la fistule, ni à enlever le calcul obstructeur, je résolus de mettre un terme aux souffrances de la malade, par la résection de la vésicule biliaire.

L'opération se fit le 28 juillet. Je procédai d'abord à une désinfection complète de l'intérieur de la vésicule, que je tamponnai avec de la gaze iodoformée, puis j'incisai, prolongeant mon incision un peu au-dessous de la vésicule. La vésicule fut relativement facile à détacher de ses adhérences avec l'intestin et le foie. Le canal cystique, dans lequel, à moitié chemin, on trouva un calcul de la grosseur d'une amande, fut réséqué jusqu'à l'origine du cholédoque, lié au-dessous des concrétions que j'ai mentionnées, et son extrémité fut rattachée à la plaie du ventre, par des points de suture au catgut. Puis on ferma la plaie.

Le succès fut complet, et les vomissements après les repas disparurent sur l'heure. La malade, très contente, sortit de la maison de santé, le 21 août, pour retourner en Angleterre, où l'appelait son emploi.

9° Observation de Langenbuch (36)

Cholélithiase — Cholécystectomie

Mme Hübner, paysanne de 43 ans.

Observation prise le 28 août 1886.

Coliques atroces depuis un an, que n'avait guéries aucun moyen thérapeutique. On sentait la vésicule sous forme de tumeur dure. Nous procédâmes à l'opération, le 1er septembre, dans l'intervalle de deux accès, et lorsque l'ictère avait disparu.

Après l'incision de la peau, l'on aperçut une vésicule longue, et contenant trois calculs presque de la grosseur d'une noix, et plusieurs autres petits calculs. Dans le canal cystique, on trouva deux petites pièces, attachées aux parois, mais que l'on put faire passer dans la vésicule pour lier le canal. Le cholédoque était vide. Les adhérences de la vésicule furent facilement rompues sans beaucoup de sang. La malade est maintenant guérie, mais elle se met encore à fondre en larmes quand on lui parle de ses souffrances antérieures.

10° Observation de Langenbuch (36)

Homme de 40 ans, souffrant de coliques hépatiques ayant amené des attaques épileptiformes.

Il avait été soigné pendant longtemps par tous les moyens possibles, et sans résultat.

Après un peu de repos, et la disparition de l'ictère, le 13 octobre, nous enlevâmes la vésicule biliaire. Elle était fort longue, les parois étaient enflammées, et son adhérence au foie très intime. Nous dûmes calmer avec le thermocautère une hémorragie assez abondante, due à la rupture de ces adhérences. La vésicule, ouverte, contenait cinquante-cinq calculs de tailles différentes, depuis la grosseur d'une lentille jusqu'à celle d'une noisette.

La guérison vint lentement, et le 4 décembre le malade nous quitta, guéri. Pendant quelques temps, nous eûmes des témoignages multiples de sa joie d'être débarrassé des « sales coliques » qui empoisonnaient son existence.

1re Observation de Michaux (39)

Fistule biliaire — Cholécystectomie — Guérison

Je fus consulté à la fin de l'année dernière (1888), au petit hôpital Saint-Michel, par une femme de trente-deux ans, Mlle Virginie G..., qui souffrait depuis plusieurs années d'une fistule biliaire des plus rebelles, contre laquelle on avait vainement épuisé toutes les ressources de la thérapeutique médicale et chirurgicale.

Ma malade est une femme intelligente, maigre, sèche, un peu nerveuse ; elle a été atteinte, à plusieurs reprises, de bronchite prolongée ; l'auscultation ne révèle cependant rien de suspect dans les sommets.

Il y a sept ans environ que la maladie a débuté par une première crise de coliques hépatiques très nettes, sans accompagnement d'ictère véritable, mais avec une légère teinte subictérique des conjonctives

Cette crise a été assez intense et prolongée pour nécessiter un traitement à la maison municipale de santé ; l'éther, la térébenthine, l'eau de Vichy ont été employés successivement et ont fini par avoir raison des accidents. — Toutefois de nouvelles crises n'ont pas tardé à se reproduire, au nombre de cinq ou six, dans le cours de cette première année.

Au bout de ce temps, les douleurs devinrent permanentes dans la région de la vésicule ; bientôt même, elles prirent une intensité plus considérable, en même temps que se développait une saillie ombilicale qui s'ouvrit après trois semaines de préparation et donna issue à une notable quantité de liquide séro-purulent.

Huit jours après cette ouverture, des douleurs plus vives se manifestaient dans le trajet, et la malade fut fort étonnée de voir sortir par l'orifice fistuleux un calcul biliaire, du volume d'une noisette, nettement taillé à facettes.

A partir de cette époque, l'écoulement ne se tarit plus. Un an plus tard, la malade se trouvant en Irlande, issue d'un nouveau calcul un peu plus volumineux que le précédent et comme lui taillé à facettes.

Depuis cette époque, trois autres calculs ont ainsi fait irruption au dehors en suivant la même voie ; chaque élimination a été très douloureuse ; il y a environ deux ans, dit notre malade, que sa dernière pierre est sortie.

La fistule n'a cessé de couler et de donner issue à un liquide séreux, jaunâtre, exhalant parfois une odeur bilieuse fade, et même, dans quelques cas, une odeur très fétide. Cette sécrétion est assez abondante pour traverser et tacher complètement en un jour deux grandes serviettes pliées en plusieurs doubles. On comprend bien que l'irritation occasionnée par ces calculs et par cette sécrétion purulente constante se soit accompagnée, à plusieurs reprises, de petits abcès de voisinage qui venaient accroître momentanément les souffrances et l'infirmité de cette femme.

Des douleurs hépatiques variables, des phénomènes gastralgiques pénibles se joignaient à cet écoulement incessant que rien ne parvenait à modifier ; et la ténacité de cet état chez une femme de son âge, était telle, qu'elle avait fini par être un sujet d'inquiétude constante, et par altérer toute sa résistance et son énergie morales, pourtant très grandes.

Notre pauvre malade avait successivement épuisé toutes les ressources de la thérapeutique médicale, éther, térébenthine, usage répété d'eau de Vichy et autres médications alcalines. — Tous les petits moyens chirurgicaux avaient été mis en œuvre : pansements soignés et attentifs, injections irritantes dans le trajet, dilatation avec l'éponge préparée, les tiges de laminaire : rien n'avait été négligé dans ce sens. Au mois d'août de l'année dernière, le Dr Crofft, chirurgien de l'hôpital Saint-Thomas à Londres, avait incisé le trajet verticalement sur une longueur de trois ou quatre centimètres, dans le but de rechercher encore quelque calcul ; une nouvelle exploration attentive avait été pratiquée sans révéler ni extraire la pierre annoncée et espérée. Enfin, dans ces derniers temps, de nouvelles tentatives de dilatation tout aussi infructueuses que les précédentes avaient été faites par le Dr Piedvache, à l'hôpital homéopathique de Paris.

C'est dans ces conditions que la malade me fut adressée par une personne amie de ma famille. — On comprendra sans peine toute ma perplexité au premier abord ; toutefois, après l'avoir bien examinée et après mûre réflexion, sa situation me parut si pénible que je n'hésitai pas à lui proposer de tenter à nouveau par moi-même la série des moyens précédemment mis en usage, et, si je ne réussissais pas, comme il était facile de le prévoir, de faire une laparotomie exploratrice pour me rendre compte des lésions, et y porter remède dans la mesure du possible.

A son entrée au petit hôpital Saint-Michel, le 12 janvier 1889, l'état local était le suivant : ventre plat, plutôt même légèrement excavé ; les rebords costaux, les crêtes iliaques et les muscles droits se dessinent sous la peau de l'abdomen ; l'ombilic est le siège d'un orifice fistuleux à bords indurés et cicatriciels, par lequel s'échappe le liquide séro-purulent décrit plus haut ; au-dessus de cet orifice, sur le trajet de la ligne blanche, une cicatrice blanchâtre marque l'incision faite par le Dr Crofft.

La région hépatique et celle de la vésicule biliaire font une saillie à peine appréciable à la vue ; par contre, dans toute la moitié susombilicale du muscle grand droit de l'abdomen du côté droit, on éprouve une résistance anormale, surtout manifeste par comparaison avec le reste du ventre, dont les parois très souples permettent de sentir très facilement la colonne vertébrale et les battements de l'aorte abdominale.

On a la sensation d'une tumeur vague et non nettement délimitée comme on aurait pu le désirer. A la percussion, la matité du rebord inférieur du foie déborde légèrement les fausses côtes droites, la hauteur totale de l'organe ne semble pas augmentée ni sur la ligne mamelonnaire, ni sur la ligne sternale. — De plus, dans une étendue de 8 à 10 centimètres, une percussion très minutieuse, plusieurs fois répétée en présence de maîtres et d'amis, délimite une zone mate, de forme triangulaire, ayant son sommet à l'ombilic et sa base au bord inférieur du foie, le côté gauche figuré par la ligne blanche, le côté droit par une ligne unissant l'ombilic au milieu du rebord costal droit. Nous verrons plus loin combien cette matité, plusieurs fois vérifiée par une percussion alternativement légère et forte, était en réalité bien supérieure aux dimensions de la vésicule, et en partie constituée par les fortes adhérences que ce réservoir avait contractées avec les organes voisins.

Au dernier Congrès des chirurgiens allemands, Langenbuch a déjà insisté sur les difficultés du diagnostic des calculs biliaires par la palpation, le grand droit de l'abdomen induisant souvent en erreur. Ce que nous avons observé à plusieurs reprises démontre qu'il ne faut pas être beaucoup moins réservé à l'égard de la percussion.

Les stylets les plus fins, engagés dans le trajet avec les courbures les plus variées, ne dépassent pas une profondeur de 2 centimètres et demi, et ne fournissent aucun renseignement.

Les pansements iodoformés tentés depuis une quinzaine de jours n'ayant amené aucune modification de la sécrétion, j'essayai à nouveau la dilatation avec les tiges de laminaire et la gaze iodoformée ; il fut impossible de dépasser la profondeur indiquée plus haut.

Bref, à la fin de janvier 1889, ma malade était exactement dans le même état que lors de sa première visite ; je m'étais bien rendu compte de la réalité de ses souffrances et des ennuis de son infirmité ; sur ses instances pressantes, après avoir pris l'avis de plusieurs de mes amis, je me décidai à intervenir suivant le plan que j'ai indiqué plus haut.

Je m'étais auparavant assuré de la perméabilité du canal cholédoque par l'examen des selles, du bon état du foie par la pression qui n'était pas douloureuse, et par la constatation du volume normal ; enfin l'absence de toute poussée fébrile et douloureuse du côté de cet organe me faisait espérer que je pouvais compter sur un fonctionnement hépatique et biliaire suffisant. L'examen des matières n'avait révélé ni calcul, ni sable biliaires.

D'autre part, l'état général était bon, la malade bien prévenue et parfaitement décidée, mon intervention était ainsi posée : laparotomie exploratrice; extirpation de la vésicule biliaire libérée de ses adhérences, si cela était possible ; dans le cas où je n'aurais pu réaliser mon projet, je comptais nettoyer aussi complètement que possible la vésicule et la suturer au mieux.

L'opération fut faite le 18 février 1889, avec la précieuse collaboration de mon excellent maître et ami M. Peyrot, et de MM. Arnould et Bresard, internes des hôpitaux.

Toutes les précautions antiseptiques étant prises, je fais, sur le bord externe du muscle grand droit de l'abdomen du côté droit, une incision verticale de 12 à 15 centimètres, étendue du rebord costal droit au niveau d'une ligne horizontale passant un peu au-dessous de l'ombilic. Cette incision me permet de reconnaître facilement que la vésicule biliaire se présente sous la forme d'une tumeur oblongue, fixée par une extrémité effilée à la cicatrice ombilicale, adhérente en dedans et en arrière au côlon transverse, reliée supérieurement au foie par une sorte de méso très épais qui se plonge vers le duodénum, sans qu'il soit possible de distinguer à ce niveau le canal cystique.

Je commence par libérer la vésicule de son adhérence effilée à la cicatrice ombilicale; ce pédicule est sectionné entre deux ligatures, et la portion laissée adhérente à l'ombilic est soigneusement cautérisée au thermocautère, au niveau de son extrémité sectionnée. Ce premier temps effectué, je sépare la vésicule des adhérences qui la fixent en dedans au côlon transverse; bientôt ces adhérences sont si courtes et si étroites que je suis obligé de les sectionner au bistouri. — Au cours de cette libération, exécutée très lentement et avec grand soin, la paroi de la vésicule intimement adhérente à l'intestin est ouverte en un point, et je constate par l'ulcération qui en résulte la présence d'un calcul biliaire; bientôt l'orifice artificiel est assez grand pour livrer passage à ce calcul et je me vois obligé d'extraire par la même voie un deuxième calcul à peu près de mêmes dimensions, répondant par une facette plane à une facette semblable que présente l'extrémité supérieure du premier calcul que je viens de mentionner. Pendant cette extraction, un aide protège soigneusement avec des éponges le reste de la cavité péritonéale. Je touche très légèrement, au thermocautère, la portion de la paroi restée adhérente au côlon transverse et mesurant environ 1 centimètre carré ; deux pinces hémostatiques ferment l'ori-

<table>
<tr><td>G</td><td>14</td></tr>
</table>

fice artificiel ainsi créé et je me mets en devoir de séparer la vésicule de la face inférieure du foie.

Suivant les recommandations faites par Langenbuch et Thiriar, j'ai soin de me tenir loin du foie, et, ayant saisi avec une pince longue et courte le méso épais qui relie la vésicule au foie, je sectionne avec les ciseaux ce ligament épais et induré ; il n'y a pas d'hémorragie appréciable. La vésicule ne tenait plus dès lors qu'au duodénum ; il fut facile de reconnaître que ces adhérences étaient trop denses et trop étendues pour qu'il fût possible de pousser plus loin sans danger la libération poursuivie jusqu'alors dans de bonnes conditions.

Sur les conseils de M. Peyrot, et après avoir exploré attentivement toutes ces adhérences, n'ayant constaté dans cette masse fibreuse aucun calcul, aucun relief en rapport avec le canal cystique, je me décide à sectionner la vésicule au niveau du point où sa libération cesse d'être possible. La section en est faite au thermocautère après ligature avec un gros fil de catgut, et comme le pédicule restant est encore assez long, je décide avec M. Peyrot de le fixer à la paroi abdominale.

Cette fixation nous paraît plus sûre que la réduction d'un pédicule, dont nous craignons l'extrême septicité, en dépit des cautérisations de la surface de section faites au thermocautère. Une couronne de sutures au crin de Florence fixe les lèvres du pédicule à la paroi abdominale immédiatement au-dessous du rebord des côtes, et pour plus de sûreté, au moment de la suture de la plaie abdominale, je traverse encore le pédicule avec un gros fil d'argent.

Sans doute il nous a paru un moment préférable de réduire le pédicule après l'avoir lié et désinfecté aussi soigneusement que possible, mais en nous rappelant les opérations de cholécystectomie dans lesquelles l'effusion de la bile dans la cavité péritonéale avait été la conséquence de cette réduction, et en considérant, d'autre part, les accidents septiques probables autour d'un pédicule très infecté, nous avons cru mieux faire en le maintenant au dehors.

Au cas particulier, la marche ultérieure des événements est venue, comme on le verra plus loin, nous donner raison. Je me garderai bien d'en tirer des conclusions absolues en faveur de la non-réduction du pédicule dans la cholécystectomie, j'aurais plutôt de la tendance à croire que la réduction est la conduite idéale. Mais je pense surtout qu'il n'y a pas de règle absolue, et qu'il faut se comporter suivant les circonstances.

Pansement iodoformé après suture de la paroi avec quatre gros fils d'argent placés avec l'aiguille tubulée. et points complémentaires au crin de Florence.

Les suites immédiates de l'opération furent bonnes ; jusqu'au matin du quatrième jour, la température ne dépasse pas 38°, mais, le 21 février, au soir, elle monte à 38°,5. Le lendemain matin, je juge prudent de défaire le pansement ; une rougeur manifeste existe autour du pédicule, principalement dans la région du gros fil d'argent qui le traverse. Je me hâte de l'enlever et trouve sa portion intrapariétale absolument noire et oxydée. J'enlève également le crin de Florence le plus voisin. Quelques gouttelettes de pus s'échappent, mais je n'ose écarter davantage ; je me contente de laver au sublimé ce petit foyer et d'y placer un tube à drainage.

Les jours suivants, la température oscillant entre 38°,5 et 35°,5, je me résous à donner un peu plus de jour au pus en enlevant la plupart des crins qui fixent le pédicule à la paroi.

Une légère détente s'ensuit, mais la défervescence n'est pas complète ; une seconde collection se forme autour du fil d'argent situé au-dessous du pédicule. Elle offre les mêmes caractères de phlegmon biliaire que le premier ; mais, pas plus que dans ce premier phlegmon, il n'y a pas d'écoulement bilieux proprement dit ; ce sont plutôt des grumeaux de tissu cellulaire sphacélé qui sont colorés en jaune intense par la bile.

Vers le quinzième jour, après des lavages soignés des foyers ouverts et pansés à l'iodoforme, les accidents cessent absolument ; la température redevient normale entre 37° et 37°,5 et la plaie prend un bon aspect.

A la date du 18 mars, tout va très bien ; la plaie n'est pas loin de se refermer au voisinage du pédicule, seule partie de l'incision qui ne soit pas réunie, mais le soir de ce jour, la température monte à nouveau à 38°,8 ; pendant quelques jours, elle oscille ainsi entre 37°,4 le matin et 38°,4 le soir ; malgré l'observation la plus attentive, il n'y a rien du côté de la plaie.

Le 22 mars, en examinant à nouveau le pansement, je le trouve inondé de bile. On jugera facilement de mes craintes ; mais le lendemain, c'est à peine si la sécrétion purulente est légèrement teintée de jaune verdâtre ; il n'y a pas d'inflammation du voisinage, puis tout rentre dans l'ordre.

Le 2 avril, la plaie est presque fermée ; bientôt la malade se lève et commence à sortir. — Elle nous quitte le 26 mai en très bon état, guérie de sa plaie depuis longtemps, et ne se plaignant plus que d'un léger tiraillement au niveau de la cicatrice.

La malade a été revue au mois d'août, et enfin la veille de cette communication (20 octobre), c'est-à-dire huit mois après son opération. Son état est des plus satisfaisants ; la malade est bien heureuse d'être débarrassée de sa fistule et de son écoulement rebelle ; son état général est bien meilleur : le teint n'est plus aussi jaunâtre, mais au contraire rosé ; la malade, sans être bien grasse, a cependant notablement engraissé ; quant à l'écoulement de la bile dans l'intestin, il doit s'effectuer d'une manière satisfaisante puisque les digestions sont bonnes, l'appétit bien meilleur qu'avant, les matières parfaitement colorées ; il n'y a plus de gêne dans le côté, et, en résumé, le résultat de l'opération est des plus satisfaisants.

2ᵉ Observation de M. Michaux (40)

Le 13 décembre dernier, j'examinai, dans le service de mon excellent maître M. Léon Labbé, un grand et fort garçon de 26 ans, qui entrait dans son service à l'hôpital Beaujon, pour une fistule siégeant au niveau de la région hépatique et datant du mois de mai 1887.

Le premiers accidents étaient apparus en 1881, sous la forme de coliques hépatiques.

Au mois de mars 1884, une tuméfaction s'était formée lentement dans la région de la vésicule biliaire ; aucun traitement ne vint à bout de la faire disparaître.

Le 31 mars 1887, le malade entre dans le service de M. Labbé qui constate un abcès volumineux de la paroi abdominale profonde et peut-être de la vésicule.

L'abcès est incisé dans une étendue de quinze centimètres, on ne trouve contre toute attente, ni calcul biliaire, ni liquide bilieux.

La cavité est bourrée de gaze iodoformée.

Un mois après, le malade quitte l'hôpital, absolument guéri, et reprend son travail.

Mais au bout de quinze jours la cicatrice se rouvre, et une fistule s'établit qui ne donne issue qu'à du liquide mucopurulent.

L'analyse faite à deux reprises différentes, n'a jamais révélé l'existence de principes biliaires.

M. Labbé conseille de dilater le trajet avec la laminaire pour pouvoir l'explorer avec soin, mais une exploration attentive, pratiquée par mon excellent maître et par moi, ne révèle la présence d'aucun calcul biliaire. Malgré cette absence de calculs perceptibles, nous portons néanmoins le diagnostic de fistule biliaire probable.

Je laisse voir au malade la possibilité d'une guérison radicale par la cholécystectomie, car les moyens simples ne suffisent pas.

Ils sont repris avec patience, mais sans aucun résultat, et nous étant assurés de la perméabilité du canal cholédoque par l'examen des matières, qui n'ont jamais cessé d'être colorées par la bile, nous nous préparons à extirper la vésicule.

L'opération est pratiquée le 2 février, en l'absence de M. Labbé; avec le concours de mes excellents maîtres et collègues MM. Peyrot et Schwartz, chirurgiens des hôpitaux, et des externes du service MM. Adler et Sardou, le 20 février 1890.

Comme dans le premier cas, je fais une incision verticale de douze à quinze centimètres sur le bord externe du muscle grand droit de l'abdomen.

Cette incision d'abord purement pariétale nous permet de constater l'existence d'une grosse induration de la paroi, qui paraît presque indépendante de la vésicule biliaire, et ce n'est qu'après une exploration soignée à travers le feuillet péritonéal intact, que je sens enfin la vésicule petite, rétractée, remplie par quelques calculs biliaires.

Suivant le plan que je m'étais proposé, je commence par enlever largement le trajet fistuleux intrapariétal, sans pénétrer d'abord dans son intérieur, mais bientôt des irrégularités me forcent à l'ouvrir directement et je constate un trajet en I avec des ampoules larges dans l'une desquelles on retrouve un petit tube à drainage.

Cette extirpation terminée, je suis le trajet fistuleux jusqu'à la vésicule, à l'extrémité de laquelle il adhérait par un canal très étroit et très mince absolument imperméable; cette partie de la paroi est suturée et le péritoine incisé.

Je me mets en devoir d'extirper la vésicule, que je dégage d'abord assez facilement de quelques adhérences légères.

Je la détache ensuite du foie, ce qui s'opère avec prudence et sans hémorragie considérable, à mesure qu'elle s'isole : la vésicule très profondément située peut être amenée vers la paroi, elle était petite et remplie par deux calculs allongés comme deux petites olives superposées; le canal cystique n'est pas isolé, pas plus que dans ma première observation, mais la palpation attentive de toute cette région ne révèle aucun calcul.

Je pose donc un fil de soie très solide à la base de la vésicule et je sectionne au thermocautère ce pédicule soigneusement isolé du reste de la cavité abdominale par un lit de gaze iodoformée.

Le pédicule nous paraissant bien lié, je le laisse sans trop de crainte dans le péritoine et je referme la paroi.

Je ne vous lirai pas jour par jour les suites de cette opération soigneusement détaillée dans l'observation annexée à ce travail.

Pendant trois ou quatre jours le malade fut un peu subictérique, la température monte à 38°, 38°5, avec un peu d'oppression, mais le ventre fut souple, quelques ventouses sèches dissipèrent les accidents et, un mois après, la réunion était complète sans aucun accident et par première intention.

Le malade nous a quitté très content, il est retourné achever sa convalescence dans son pays, il est revenu ces jours derniers absolument bien portant et a repris son travail.

Observation de J. Ohage (44)

Femme de 35 ans, qui souffrait de coliques depuis trois ans. Après l'ouverture de l'abdomen, on trouva une vésicule considérablement grossie, et allant jusqu'à la fosse iliaque. On enleva un calcul qui se trouvait dans le cholédoque, puis la vésicule fut détachée de ses adhérences, puis vidée sans avoir été ponctionnée d'abord. Le canal cystique fut sectionné à l'aide du thermocautère, et la plaie du ventre se ferma sans drainage. La blessure était réunie primitivement huit jours après.

1re Observation de Péan (47)

Femme de 75 ans, morphinomane, névropathe, épuisée par des crises de coliques hépatiques qui datent de quatre ans; ne prend que du lait depuis deux mois. A vu un très grand nombre de médecins éminents qui l'ont abandonnée.

Ictère à répétition ayant fini par devenir continu au point que les téguments sont noirâtres sur tout le corps. Foie petit à la percussion, introuvable au palper. Impossibilité de sentir la vésicule biliaire au palper, même en mettant les parois du ventre en état de relâchement. Le diagnostic devient difficile.

La malade exige qu'on enlève sa vésicule biliaire, ainsi que cela lui avait été conseillé par Damaschino ; elle affirme que si je lui refuse cette satisfaction, elle se suicidera en notre présence, avec le pistolet qu'elle tient à la main, plutôt que d'attendre.

Opération. — Incision verticale au niveau de la vésicule biliaire, remontant au-dessus de la dixième côte, qu'elle respecte, et descendant à dix centimètres au-dessous. Paroi abdominale grasse, hémophile (vingt pinces). Ouverture du feuillet pariétal du péritoine au niveau du bord extérieur du grand droit, que je coupe un peu transversalement à la partie moyenne de la plaie. L'introduction de l'index droit dans la cavité péritonéale, pour sentir les rapports du bord inférieur du foie et de la vésicule, montre que le foie est atrophié, induré, inégal à la surface, cirrhotique, et que la vésicule est entourée d'adhérences épiploïques, épaisses, qui l'englobent en totalité et donnent la sensation caractéristique du côlon transverse. Pour la reconnaître, je soulève ce paquet d'adhérences avec le doigt en dedans et en dehors et je constate que le col de la vésicule est seul libre. J'agrandis l'incision du péritoine pariétal, dès qu'elle a cinq centimètres de longueur, je reconnais à la vue que le foie ainsi que la vésicule sont cachés sous les côtes, et que la vésicule est reconnaissable, sur une surface de trois centimètres de drain, à sa coloration blanche, à l'épaississement de ses tuniques, tandis que les portions voisines sont cachées par l'épiploon qui lui adhère. Je cherche vainement à détacher ces adhérences avec l'index ; elles sont trop anciennes, trop résistantes. Je constate également que la vésicule est trop profondément située derrière les côtes pour pouvoir l'attirer au dehors, l'ouvrir et la suturer à la paroi abdominale ; aussi je prends le parti de la vider avec un trocart long et fin. Cette ponction, qui confirme le diagnostic d'hydropisie de la vésicule enflammée, donne issue à 300 gr. de bile jaunâtre, mélangée de sang et de pus. Dès que cette poche fut vidée, on détache beaucoup plus facilement la vésicule biliaire de ses adhérences au foie, à l'aide du bistouri : hémorragie modérée calmée à l'aide des moyens habituels. Suture en plusieurs plans des parois abdominales ; pansement antiseptique.

Réaction excellente ; pas de fièvre dans les jours qui suivent l'opération. Mais la malade tolère mal les aliments. Cette intolérance existait avant l'opération. Elle succomba le neuvième jour, à la persistance de l'inanition.

2ᵉ Observation de M. Péan (47)

Femme de 55 ans, réglée à quinze ans. Deux enfants mort-nés il y a trente-six ans. Obèse. Santé épuisée par l'inconduite et par de vives douleurs datant de deux ans et s'étendant de la vésiculaire biliaire aux régions lombaire et sous-claviculaire. Tumeur située au-dessous de la paroi abdominale et du rebord des fausses côtes droit, du volume d'une tête de fœtus à terme, demi-solide, demi-liquide, fluctuante, simulant un sarcôme kystique. En présence d'une autre tumeur squirrheuse circonscrite du sein, nous craignons qu'il ne s'agisse d'un sarcôme kystique du bord inférieur du foie et nous n'intervenons que sur la volonté expresse de la malade.

Incision verticale de la peau remontant à six centimètres au-dessus des côtes, passant au niveau de la vésicule biliaire et descendant au niveau de l'ombilic. Incision des muscles et du péritoine depuis la dernière côte jusqu'à l'angle inférieur de la plaie cutanée. Le péritoine ouvert, on voit la tumeur qui est constituée par la vésicule biliaire entourée d'un foyer de péritonite enkystée situé au-dessous d'elle, haut de dix centimètres, formé par la paroi abdominale, la face inférieure du foie et l'intestin. La vésicule dilatée, ponctionnée avec un gros trocart, contient un litre de liquide épais, jaunâtre, formé par de la bile mélangée de sérosité. Dès qu'elle est vidée nous voyons ses parois formées par une tunique jaunâtre, assez analogue à celle qu'on trouve à l'état normal, et par une tunique sclérosée, épaisse d'un demi à deux centimètres suivant les points. Le doigt et la sonde introduits dans son intérieur ne rencontrent pas de calcul, et laissent croire que son conduit extérieur est oblitéré ou rétréci. J'incise le fond de cette vésicule dilatée et je reconnais que sa paroi externe est liée au foyer de péritonite enkystée par un cordon fibreux épais, ancien, par lequel il a sans doute communiqué autrefois avec la vésicule, attendu qu'il se rend jusqu'à la muqueuse, recouverte à ce niveau d'un dépôt jaunâtre plus épais que sur les autres points. Je coupe ce cordon et j'enlève par dissection toute la vésicule, en prenant les plus grandes précautions pour ne pas blesser le tissu du foie et pour ne pas ouvrir le foyer de péritonite enkystée situé du côté opposé. J'enlève ensuite par grattage et avec douceur l'autre fausse membrane qui tapisse le foyer de péritonite et je reconnais de la sorte qu'il ne contient pas de calcul.

Ceci fait, je lie avec un fil de soie phéniqué la vésicule près du canal cholédoque, et je réduis ce petit pédicule, et je suture les lèvres du foyer de péritonite enkystée à celles de la portion centrale de la plaie abdominale, de façon à y placer deux gros drains à demeure et je ferme le reste de la plaie par des sutures superficielles et profondes.

Durée une heure. La plaie évolue normalement, et la malade guérit.

L'examen histologique a montré que le liquide séreux, jaunâtre, un peu verdâtre extrait de la vésicule, contenait des leucocytes nombreux.

Observation de M. Périer (80)

Extirpation de la vésicule biliaire distendue par un calcul engagé dans le col.

Ma malade est une jeune femme de 24 ans, mariée il y a trois ans, accouchée normalement au bout de sept mois et sans complication ultérieure, si ce n'est que peu après son accouchement, en se palpant le ventre, elle sentit à droite une grosseur dont elle ne soupçonnait pas l'existence. Comme cette tumeur ne paraissait ni augmenter ni diminuer, elle attendit; mais au bout de dix mois elle consulta un médecin qui, pendant sept mois, la traita sans résultat par l'électricité et les injections hypodermiques d'ergotine. Elle cessa tout traitement et je la vis pour la première fois à la fin d'avril 1890. La tumeur avait conservé à peu près le même volume; et comme la malade était maigre, on voyait dans le décubitus dorsal un relief arrondi un peu à droite de la ligne médiane et au-dessous de l'ombilic, il était formé par une masse sphérique mobile dans tous les sens, mais moins de haut en bas que dans les autres directions; lorsqu'on voulait l'attirer en bas, on éveillait la sensation d'un tiraillement rapporté au creux épigastrique et à la colonne vertébrale. Autrement l'indolence était complète, soit à la pression, soit dans les déplacements provoqués. La tumeur était nettement fluctuante, mate, et entourée complètement d'une zone sonore;

ce fait a été constant dans tous mes examens et dans les examens pratiqués par ceux de mes collègues à qui j'avais montré la malade. Le foie avait un volume normal, la tumeur en paraissait indépendante par son siège éloigné, par la zone sonore qui l'en séparait, par sa grande mobilité. Bien que située au-dessous de l'ombilic, elle était sûrement indépendante de la sphère utéro-ovarienne, aucun doute à cet égard.

L'état général était satisfaisant; il y avait bien eu dans la jeunesse, entre douze et dix-huit ans, des crampes d'estomac, mais il y avait longtemps qu'elles avaient cessé. Il n'y avait aucun trouble fonctionnel de voisinage, l'indolence était toujours parfaite. Je penchai pour un kyste hydatique et de l'abdomen ayant son siège probable dans le grand épiploon, à cause des tiraillements épigastriques lorsqu'on essayait de refouler la tumeur dans la direction du bassin.

Partant de cette idée, je proposai l'évacuation par une ponction capillaire et l'injection d'une petite quantité de liqueur de Van Swiéten. Je fis la ponction le 29 avril et j'obtins environ 400 grammes d'un liquide visqueux, légèrement jaunâtre, trouble; par le repos, il se fit un dépôt blanchâtre assez apparent.

L'analyse en fut faite par le Dr Berlioz qui trouva une réaction légèrement alcaline, une densité de 1014; 21 gr. 20 d'albumine pour 1000 ; pas de fibrine, de nombreuses plaques de cholestérine, des globules blancs, et de nombreuses granulations réfringentes, provenant peut-être suivant lui de la dissolution des leucocytes dans ce liquide légèrement alcalin ; absence de crochets.

En somme, un liquide séreux dans lequel il y avait de la cholestérine et des leucocytes. Il fallait abandonner l'idée d'un kyste hydatique, et je pensai avec mes collègues qu'il s'agissait d'un kyste du mésentère, dans lequel un ancien épanchement sanguin aurait été suivi de la formation de cholestérine comme on l'observe dans les hydro-hématocèles de la tunique vaginale.— Avant de retirer le trocart, je fis une injection de deux centimètres cubes de liqueur de Van-Swiéten pour assurer l'antiseptie et favoriser la résorption.

La malade ne se ressentit en rien de l'opération, mais six jours après, la tumeur avait repris à peu près son volume primitif, elle semblait un peu remontée vers l'ombilic, mais elle était toujours entourée par une zone sonore.

Ma malade, obsédée par la présence de cette tumeur, voulait en être débarrassée à tout prix ; je lui proposai une nouvelle ponction avec une injection plus active, sans pouvoir lui affirmer une guérison, l'extirpation seule pouvant donner une certitude à cet égard, mais présantant plus de dangers. — Elle me supplia de lui faire l'opération radicale; elle entra dans ce but à l'hôpital Lariboisière le 10 juillet et je l'opérai le 16, avec l'assistance de mes collègues MM. Berger et Peyrot.

Je commençai l'incision au-dessous de l'ombilic et je mis à découvert une poche d'un blanc laiteux, traversée en avant par une bande brunâtre qui figurait à s'y méprendre le bord du ligament large, croisant la surface d'un kyste ovarique à moitié inclus. — Nous reconnûmes bien vite qu'il s'agissait d'une languette extrêmement mince de tissu hépatique, étalé sur la vésicule biliaire énormément dilatée.

Après avoir agrandi l'incision abdominale par en haut, je disséquai soigneusement cette languette pour libérer la vésicule dans tout son pourtour, jusqu'au col, où je sentis un volumineux calcul. Je ponctionnai d'abord la vésicule, puis après aspiration complète du liquide, je l'ouvris largement; j'en essuyai l'intérieur avec une éponge imbibée de liqueur de Van Swieten. — J'essayai d'extraire le calcul avec des pinces, mais il était trop friable pour qu'il me fût possible de le saisir utilement. — Je ne pus réussir à le déloger qu'en le pressant entre le pouce et l'index à travers les parois du canal cystique; il glissa comme un noyau de cerise, et tomba dans la vésicule où je l'eus facilement. — Immédiatement j'appliquai sur le canal cystique une ligature provisoire avec un gros catgut et réséquai la vésicule en ne gardant au-dessus du lien provisoire que juste ce qu'il me fallait pour faire une oblitération définitive.

Je procédai à cette oblitération en rentrant en dedans le bord de la section et en faisant quatre points de suture en bourse entrecoupée exactement comme j'avais fait pour fermer la plaie de l'estomac chez le malade que je vous ai présenté le 29 avril dernier. — Je fis une seconde suture en surjet par-dessus la première, de manière à bien adosser la surface externe de la vésicule à elle-même — j'enlevai la ligature provisoire et je n'eus plus qu'à mettre un fil sur une artériole qui donnait du sang en dehors de la suture. Celle-ci me paraissant solide et suffisante, et comme je ne voyais aucun suintement sanguin ni biliaire, je pliai comme une feuille de papier, surface saignante contre surface saignante, la mince languette de tissu hépatique que j'avais séparée de la vésicule par dissection. — J'abandonnai le tout dans l'abdomen, dont je fermai la plaie par un surjet de catgut sur la couche aponévrotique et une suture entrecoupée de la peau au crin de Florence.

Les suites ont été fort simples, la température n'a pas dépassé 38°. Il y a eu des vomissements le premier jour et de la douleur les trois premiers jours, mais dès le cinquième jour, la malade a été en état de rentrer dans la salle commune.

Le premier pansement a été fait le neuvième jour, les fils enlevés le quinzième. Aujourd'hui la malade, rentrée de la campagne, ne se sent aucun malaise dans le ventre, pas la moindre colique, a bon appétit, et se trouve en état de reprendre sa vie habituelle.

OBSERVATION DE RIEDEL-JŒNA (53)

Cholécystectomie. — Coliques hépatiques par calculs nombreux dans la vésicule. — Extirpation de celle-ci. — Mort par écoulement de bile dans la cavité abdominale.

Femme Y., 36 ans, souffre depuis quatre ans de coliques hépatiques qui revenaient au moins toutes les trois ou quatre semaines, sans que la malade ait jamais eu d'ictère. Dans ces derniers temps, les crises sont devenues si fréquentes que la malade n'avait plus de repos.

Il n'y avait de fièvre légère que pendant les crises, et dans les intervalles l'état général était satisfaisant.

L'examen d'une période intercalaire a montré que le foie dépassait la ligne mamelonnaire de dix centimètres; il était peu sensible à la pression. Ce n'est qu'au niveau de la ligne mamelonnaire, au bord inférieur du foie, qu'il existait une douleur très limitée. Pas trace de tumeur, de vésicule hypertrophiée; malgré cela on ne pouvait mettre en doute le diagnostic de calculs dans la vésicule.

La malade désirait ardemment être débarrassée de ses douleurs, si bien que j'entrepris de faire la cholécystectomie, le 15 janvier 1885. Incision oblique parallèle au rebord des côtes, longue de trois pouces. Deuxième incision perpendiculaire à la première; par en bas on tombe sur la face antérieure du foie, la vésicule remplie ne fut trouvée qu'en soulevant le bord du foie.

A cause du foie, elle se dirigeait perpendiculairement de bas en haut, au lieu de s'étendre horizontalement d'arrière en avant.

On prolongea immédiatement l'incision par en haut, vers les côtes, si bien qu'on avait une incision cruciale; en faisant basculer le foie en dehors de la plaie, la vésicule est devenue accessible; elle était tellement remplie et tellement volumineuse qu'on a eu des difficultés à la séparer du foie ; la pression ne la faisait pas diminuer.

On la ponctionna et on retira environ 50 gr. d'un liquide brun séreux. Suture de l'ouverture.

Alors on put, renversant encore davantage le foie, détacher la vésicule; une ligature du canal cystique était impossible, attendu que dans la profondeur la partie inférieure de la vésicule était adhérente à l'intestin.

Cette adhérence fut détruite après beaucoup de recherches; le canal cystique, qui n'était long que d'un centimètre, fut difficilement lié en double et la vésicule fut entièrement mise en liberté.

Celle-ci était parfaitement unie à sa surface, l'hémorragie du foie s'arrête immédiatement, n'a d'ailleurs jamais été bien abondante, si bien que je ne vis pas la nécessité de toucher avec du perchlorure la fosse de la vésicule.

Toilette soigneuse de la cavité abdominale, application d'iodoforme sur la fosse vésiculaire et occlusion de la plaie.

Premier jour : la malade se porte bien, de même que le matin du deuxième jour.

Le pouls à 90 était calme. Vers midi il monte à 120°. Température 38°,1.

Signes de péritonite légère qui, le lendemain matin, n'avait pas augmenté.

Mais, comme le pouls devenait toujours plus fréquent, je rouvris la plaie et retirai une notable quantité de liquide bilieux. Cette évacuation eut au moins le résultat de faire cesser les douleurs abdominales; cependant malgré cela la malade faiblit de plus en plus, vomit, eut de l'ictère et mourut le 18, soixante-douze heures après l'opération.

A l'autopsie pas traces de péritonite, mais dans le petit bassin une nappe de bile claire s'étendant sur le péritoine postérieur, d'une étendue d'environ vingt à trente centimètres.

Tous les organes étaient sains.

La vésicule enlevée, à en juger par l'examen microscopique, était nettement détachée ; au microscope on trouvait par ci par là quelques fragments de substance hépatique à sa surface. Elle renfermait à peu près dix calculs gros comme des noisettes ou des noix, et environ quarante ou cinquante gros comme des haricots ou des lentilles. Un calcul de grosseur moyenne s'était fortement enclavé dans le conduit cystique, l'avait élargi dans sa moitié supérieure, si bien que le canal véritable n'avait plus qu'environ un centimètre de longueur; la paroi de la vésicule était excessivement dure et épaissie.

Observation de Thiem (68)

Malade envoyée par un confrère du dehors, avec une note disant qu'elle était atteinte depuis quatre mois de typhlite, en même temps qu'une tumeur, très douloureuse actuellement, s'était développée dans la région abdominale droite. On sentait en effet, dans la région du cæcum, une tumeur presque grosse comme le poing, qui, étroitement soudée aux parois abdominales, se laissait soulever avec elles. On sentait dans la profondeur un cordon dur. En injectant de l'eau dans le rectum, on sentait le cæcum et le côlon ascendant manifestement voisins de la tumeur, de telle sorte qu'on pensait plutôt à une tumeur maligne de l'épiploon qu'à une adhérence de celle-ci à l'intestin. Il ne fut pas possible d'enlever la tumeur sans qu'on l'eût séparée des adhérences avec la peau supérieurement, et inférieurement avec la seconde tumeur, que l'on sentait de la grosseur d'une petite plume. Celle-ci était adhérente à l'épiploon et au péritoine, et lorsqu'on l'élevait entraînait avec elle le foie. C'était la vésicule biliaire. Elle était soudée d'un côté avec le foie, de l'autre côté avec le péritoine et l'épiploon. Les adhérences avec le foie furent notamment très difficiles à rompre, et entraînèrent une déchirure du tissu du foie, qui amena une hémorragie très considérable, que calmèrent les pointes de feu, quelques ligatures et une suture générale des deux lèvres de la déchirure. Après avoir isolé et lié le canal cystique, on put enfin enlever cette tumeur. La vésicule biliaire, comme un couloir, et aussi la tumeur superficielle étaient remplies de calculs biliaires, et, sans aucun doute, avec le temps, les calculs auraient perforé aussi les parois extérieures, et auraient formé une véritable fistule de lithiase biliaire.

1re OBSERVATION DE THIRIAR (69)

Cholécystectomie le 24 juillet.

Femme, âgée de 30 ans, modiste. Règles à 13 ans. Mariée à 27 ans et demi. Jamais d'enfants. Fièvre typhoïde à 19 ans.

Le 10 janvier 1885 a été prise subitement de violentes douleurs dans l'hypocondre droit, suivies de vomissements bilieux et de diarrhée abondante.

Les narcotiques ont raison en quelques heures de ces accidents.

Le lendemain, ictère qui disparaît en quelques jours.

A partir de cette époque, coliques tous les quinze jours à peu près qui duraient deux à trois jours et étaient suivies d'ictère durant quatre à cinq jours. Crise plus forte le 26 juin ; id. vers la mi-juillet.

23 juillet. Examen complet.

On tamise les selles et l'on y trouve quelques petits calculs (un peu plus gros que des grains de millets) jaunes et transparents. La malade est maigre et nerveuse.

Les sclérotiques sont ictériques.

Le foie est un peu augmenté de volume ; il dépasse la ligne médiane de dix centimètres.

La région de la vésicule est très douloureuse à la pression, et le siège de douleurs sourdes qui empêchent la malade de dormir. Selles régulières, jaune brunâtre.

Opération le 24 juillet (toutes les précautions antiseptiques prises). Incision verticale de dix à douze centimètres en dehors du muscle, celui-ci est ensuite sectionné transversalement sur une étendue de trois à quatre centimètres.

La cavité abdominale ouverte, le côlon qui se présentait à l'ouverture fut refoulé en bas.

On aperçoit dès lors dans le fond la vessie. Celle-ci était englobée et maintenue par une espèce de manchon formé par le foie et le duodénum auxquels elle adhérait intimement.

La dissection est commencée prudemment avec les ciseaux courbes, les adhérences étaient fibreuses, résistantes, elles criaient sous l'instrument.

Après avoir détaché la vésicule du foie dans la moitié à peu près de ses attaches, Thiriar fixa une pince sur la vésicule, afin de pouvoir la manier plus aisément, et s'occupa de la dissection du duodénum. Ce fut la partie ardue de l'opération. Les adhérences étaient intimes, le duodénum fut dénudé et privé de sa tunique séreuse dans une étendue relativement grande, cette séparation étant enfin obtenue, l'opération marcha tout à fait bien, la vésicule fut séparée complètement du foie, une artériole qui donnait fut pincée et liée et une pince courbe vint bientôt enserrer le col de la vésicule.

Le canal cystique fut alors lié au moyen d'un solide fil de soie tressé, une petite éponge fut placée afin de recueillir la moindre goutelette de bile et la vésicule fut enlevée d'un coup de ciseaux.

Une grosse éponge trempée d'une solution de sublimé au 1/1000° et montée sur une longue pince fut alors laissée à demeure pendant quelques minutes sur le champ opératoire.

Pendant ce temps, on procéda à une toilette sommaire des anses intestinales.

L'éponge enlevée, la plaie abdominale fut réunie, le péritoine d'abord, les autres plans ensuite.

Pansement au sublimé.

Durée de l'opération : une heure et demie.

La vésicule enlevée était très petite, elle renfermait peu de bile ; sa longueur était de dix centimètres et demi, sa largeur, de quatre centimètres.

Elle renfermait environ quinze cent. de bile brunâtre, assez fluide, d'aspect normal. Les parois étaient légèrement épaissies.

Suites de l'opération très bonnes.

L'opérée eut quelques vomissements dans les premières vingt-quatre heures. La plus haute température fut 38°,6.

Le 27 juillet, les règles apparaissent et durent six jours.

Le 3 août, la malade se lève.

Le 7, elle sort du dispensaire.

Depuis, elle n'a plus souffert, les coliques ont totalement disparu.

Au mois de janvier, le poids du corps avait augmenté de dix kilog.

2e OBSERVATION DE THIRIAR (70)

Ma première opération a été faite à une dame âgée de quarante-trois ans et souffrant de violentes coliques hépatiques depuis quatre ans. Les accès devenaient de plus en plus fréquents. Depuis le 25 décembre 1884 jusqu'au 16 janvier, ma cliente avait eu cinq crises très violentes que de nombreuses injections calmaient à peine. Après chaque crise, on trouvait dans les selles un calcul arrondi de la grosseur d'un pois.

Cette dame avait eu recours à de nombreux médecins, elle avait suivi les traitements les plus variés. Sa position de fortune ne lui permettait pas d'aller demander à Vichy ou à Carlsbad un terme à ses souffrances. En présence de cette situation, je crus qu'il était permis de recourir à une opération radicale. J'étais cependant d'avis que la vésicule biliaire ne renfermait pas beaucoup de calculs et que peut-être même elle en était dépourvue, car ceux qui jusque-là avaient été expulsés étaient tous sphériques.

Je croyais que, grâce à l'hypertrophie des parois vésiculaires et à l'irritation de la vésicule, les calculs étaient expulsés au fur et à mesure de leur formation, dès qu'ils avaient acquis des dimensions susceptibles de mettre en jeu la contractilité de la poche qui les renfermait. J'estimais cependant que, chez ma malade, la vacuité *présumée* de la vésicule n'était pas une contre-indication à l'extirpation de cet organe. J'enlevais l'organe producteur des calculs. C'était là le but de mon opération.

Je pratiquai celle-ci le 17 janvier, avec l'assistance du professeur Hyernaux et des docteurs Lavis, Victor de Smeth et Gombaut. En voici le résumé tel que M. Hyernaux, mon premier aide, membre de l'Académie, l'a relaté à cette savante assemblée dans sa séance du 31 janvier.

Toutes les précautions atmosphériques et antiseptiques furent rigoureusement observées : l'appartement où devait se pratiquer l'opération fut préalablement chauffé nuit et jour pendant quarante-huit heures, à trente degrés environ ; la malade avait pris un bain ; pendant l'opération, des vapeurs phéniquées n'ont pas cessé d'être lancées sur le champ opératoire ; le ventre fut soigneusement lavé au savon d'abord, à l'éther et à l'eau phéniquée ensuite. Une solution de sublimé à 1 pour 1000 fut employée comme liquide antiseptique, sur les tissus incisés ; les éponges ordinaires furent remplacées par de petits tampons au sublimé portés sur des tiges appropriées. Tous les instruments à employer plongeaient par catégorie dans de l'eau phéniquée, et nos mains avaient été méticuleusement asepsiées.

Le matin de l'opération, il fut passé à la malade un petit lavement contenant 2 grammes de chloral et 2 grammes de laudanum, tant en vue d'aider à l'action du chloroforme que pour prévenir les vomissements et les phénomènes du shock.

Opération. — L'anesthésie étant assurée, il est procédé à l'opération par une incision suivant le bord externe du muscle abdominal droit, distante d'un gros travers de doigt du rebord costal et longue de 15 centimètres environ. Le muscle mis partiellement à nu est épais et tendu, il est incisé transversalement à ses fibres à trois travers de doigt sous les fausses côtes, ainsi que le tissu cellulaire et la peau dans l'étendue de 4 centimètres, ce qui donnait à la plaie la forme d'un T renversé de côté ⊢. Après avoir délicatement détruit quelques adhérences du côlon avec le foie, la vésicule apparaît sous la forme d'un petit boudin, mou, d'aspect rosé, musculeux, à parois épaisses.

Il s'y trouvait fort peu de bile et elle ne renfermait pas de concrétions, pas plus que les canaux excréteurs; mais, par contre, elle adhérait intimement au duodénum, ce qui constitue, pour l'en séparer, le temps délicat de l'opération.

Les adhérences furent détachées à l'aide de ciseaux courbes et mousses, partie par de petites et prudentes incisions, partie par désunion avec l'extrémité des ciseaux fermés; on procède de la même manière pour isoler la vésicule de ses connexions avec le foie. On comprendra sans peine que tout cela ait demandé du temps et une exquise délicatesse, d'autant plus qu'il y avait un suintement veineux qu'il fallait incessamment tarir à l'aide de petits tampons au sublimé.

Lorsque le canal cystique fut bien isolé, une première ligature en soie sublimée fut jetée à son origine au delà du collet; une seconde ligature de précaution fut ensuite placée un peu plus haut, après avoir refoulé le peu de bile qu'il y avait dans l'intérieur de son réservoir; l'excision de celui-ci est alors pratiquée entre les deux ligatures, en insinuant sous la vésicule une fine éponge pour absorber les quelques gouttes bilieuses qui pourraient encore s'écouler. Par surcroît de précaution, les lèvres du canal cystique sont suturées par de la fine soie sublimée, et la plaie est désinfectée à nouveau par la solution au sublimé.

Les lèvres de la plaie abdominale sont ensuite réunies, celles du péritoine d'abord, isolément avec du fin catgut, celles du ventre par des sutures profondes et superficielles avec du catgut plus fort ; le tout fut ensuite recouvert d'un pansement phéniqué.

Toute l'opération a duré un peu plus d'une heure et demie.

Les suites en furent des plus simples et des plus heureuses ; il n'y eut pas un seul vomissement, ni aucune douleur de ventre, ni un seul instant de fièvre. Dès le troisième jour, l'opérée restait assise dans son lit, et elle digérait parfaitement tout ce qui lui était accordé ; une seule chose la tourmentait quelque peu : c'était une légère stomatite mercurielle. Le 23, c'est-à-dire six jours après l'opération, elle se levait, et aujourd'hui elle est radicalement remise, les selles sont régulières et elle a repris son régime ordinaire.

3° Observation de Thiriar (70)

Ma troisième opération a été pratiquée le 1er février dernier à une dame originaire de l'Alsace-Lorraine et âgée de vingt-cinq ans. Elle était mariée et mère de quatre enfants dont les deux aînés seuls sont en vie. Depuis trois ans, elle souffrait de douleurs épigastriques violentes qu'on a reconnu être des coliques dues à des calculs. Ses deux premières grossesses avaient été exemptes de crises. Celles-ci se sont déclarées au sixième mois de sa troisième grossesse. Les crises reparaissaient tous les trois ou quatre jours et duraient de une à cinq heures. Après l'accouchement, elle eut de nouvelles crises pendant quelques mois. Mais une quatrième grossesse étant survenue, les crises reparurent plus fortes que jamais et étaient accompagnées d'ictère prononcé. Les douleurs étaient si atroces qu'elle tenta de se suicider à différentes reprises, et son mari, dont le travail subvenait à tous les besoins du ménage, dut cesser ses occupations et ne pas la quitter d'un seul instant.

Les deux enfants issus de ces malheureuses grossesses ne survécurent pas et succombèrent à la suite de convulsions, l'un neuf jours et l'autre quatorze jours après la naissance.

Vers la fin de 1884, les crises reparurent avec intensité et pour ainsi dire sans répit. C'est ainsi que, pendant les trente et un jours du mois de janvier, elle n'en eut que cinq sans souffrance. Lorsqu'à la fin de ce mois son médecin, M. Hissen, me l'adressa, la patience de la malade était à bout et son exaltation au paroxysme. Son mari, un honnête travailleur, ne devait plus la quitter un seul instant, tant l'idée de suicide était enfoncée dans son esprit. Elle tenta à diverses reprises de réaliser son funeste projet. La malade était résolue à tout pour sortir de cette pénible position.

Les règles étaient supprimées de trois ou quatre mois. Pour plus de certitude, j'eus recours à la science et à l'expérience de mon ancien maître, le professeur Hyernaux, qui depuis plusieurs années consent à me prêter son précieux concours dans toutes mes opérations abdominales. Je lui demandai donc si oui ou non ma malade était enceinte et le cas échéant, quel était le parti à prendre.

La double exploration abdominale et vagino-utérine, jointe à d'autres renseignements qu'il obtint, lui fit diagnostiquer une grossesse de quatre mois environ.

Mon savant maître et ami n'hésita pas à me conseiller l'opération, qui était, d'après nous, le seul moyen de sortir d'une situation qui s'aggravait chaque jour et d'éviter d'irrémédiables malheurs.

Le lendemain de notre consultation, je procédai, en conséquence, à cette opération : Une heure avant le commencement de l'intervention, on passa un lavement composé de 3 grammes de chloral, 30 gouttes de laudanum et 50 grammes d'eau.

Les précautions antiseptiques, le manuel opératoire ayant été les mêmes que lors de ma première extirpation, il est inutile d'y revenir. J'ajouterai seulement que la vésicule en forme de poire régulière était très volumineuse et très tendue par la bile qu'elle renfermait. Elle contenait une douzaine de calculs volumineux. Les quelques adhérences avec le duodénum et ses connexions avec le foie ont été détruites avec toute la délicatesse que comporte cette fine dissection.

J'eus une certaine difficulté pour bien lier le canal cystique. Je jetai sur celui-ci deux ligatures entre lesquelles je le sectionnai pour enlever la vésicule. Les lèvres du canal furent ensuite suturées par un fin fil de soie sublimée. Il me semblait que la ligature du conduit n'était pas solidement faite ; en effet, elle glissa par une légère traction. Il n'était pas très facile de jeter une nouvelle ligature sur ce tronçon de canal ; mais j'eus raison de la difficulté en saisissant le tronçon au moyen d'un pince de Péan en T. Je pus ainsi jeter une forte ligature et la serrer solidement. Tout cela s'était fait sans grand écoulement de sang. L'opération dura une heure.

Immédiatement après, l'opérée vomit la bile qui avait été refoulée par la vésicule dans le duodénum et qui avait pénétré dans l'estomac.

Ce fut là son seul et unique vomissement. Rien ne vint entraver la guérison, et, douze jours après, elle retournait chez elle. La guérison fut accompagnée de phénomènes hystériformes tout particuliers et remarquables à ce titre. Mon opérée était une belle et forte fille d'un tempérament très développé, d'une excessive jalousie et d'un nervosisme exagéré. La nuit qui suivit l'opération, elle ne fit que se quereller avec son mari, qui, plus prudent qu'elle, ne voulait pas satisfaire ses caprices amoureux. Pour la calmer, il s'avisa de lui jeter de l'eau froide sur le bas ventre et les parties génitales, ce qui occasionna d'assez fortes douleurs dans la région hypogastrique. Le lendemain de cette nuit orageuse, mon opérée était très agitée, son anxiété était assez forte. Cet état se prolongea pendant quelques jours et, à diverses reprises, j'eus à combattre plusieurs accès d'hystérie et à interposer mon autorité pour rétablir l'ordre et le calme. Dans la nuit du 4 au 5 février, les exigences amoureuses de ma malade reprirent plus que jamais, elle voulait dormir avec son mari, qui, pour se débarrasser de ces obsessions, eut encore recours à son système favori, à des applications d'eau froide sur le bas-ventre et... encore ailleurs.

Pendant toute cette période, le pouls était très fréquent et battait quelquefois 34 et 35 fois au quart. Au premier examen, on aurait pu croire la guérison fortement compromise; mais l'absence de vomissements, la température normale et surtout l'analyse des urines, le dosage des chlorures excrétés me rassurait complétement.

Bref, mon opérée finit par devenir plus raisonnable, elle retourna chez elle le 12 février, et, le lendemain, elle sentait pour la première fois les mouvements de son enfant. Depuis lors, les crises ont complétement cessé, et la santé est parfaite sous tous les rapports.

1re OBSERVATION DE H. TILLMANNS (de Leipzig) (74).

Extirpation et incision de la vésicule dans la lithiase biliaire.

Femme de 64 ans, opérée le 15 novembre 1881 pour coliques hépatiques. Après ouverture de la ligne blanche au-dessus de l'ombilic, le foie fut attiré en haut par un fil de soie fin passé au travers en crochets pour que sa face postérieure fût bien apparente. Ligature double du cystique avec catgut fort et section, séparation avec le doigt de la vésicule d'avec le foie.

La malade est sortie guérie le 12e jour, sans ceinture abdominale et se porte encore bien.

2me Observation de Tillmanns (71)

Femme de 55 ans, ictérique et très affaiblie. Le 8 janvier 1887, ouverture de l'abdomen au côté externe du muscle droit.

Vésicule et voies biliaires remplies de calculs.

En cherchant à suturer la vésicule à la plaie, sa paroi mince et tendue se déchire. On met une pince artérielle de Péan qu'on laisse en place, de sorte que la vésicule se trouvait bien fixée dans la plaie partiellement suturée et tamponnée de gaze iodoformée. Au bout de quatre jours, la vésicule suffisamment adhérente fut incisée et de nombreux calculs furent extraits. En tout on retira trois cents calculs.

Le neuvième jour mort de faiblesse progressive ou suivant l'autopsie, de cholémie.

A l'autopsie, carcinome du foie avec noyau au niveau du sinus d'où, par compression, obstacle à l'écoulement de bile hors du foie.

Observation de Tischendorf (Leipzig) (72)

Extirpation d'une vésicule calculeuse avec néphrorraphie.

Femme 32 ans : tumeur mobile de la partie supérieure droite de l'abdomen ayant occasionné depuis six mois de violentes douleurs des crises nerveuses, etc. et empêché tout travail.

Le diagnostic de la tumeur fut rein droit mobile; à la partie supérieure cette tumeur semblait bilobée et on sentait là un noyau arrondi mais non isolable; mobile latéralement, et pas en bas, elle ne se laissait pas repousser en haut vers les côtés (même sous le chloroforme) et toute tentative dans ce sens était très douloureuse; affaiblissement et mélancolie considérables de la malade par suite d'insomnie.

Les renseignements n'indiquaient pas que ce deuxième noyau fut une vésicule biliaire malade, comme le siège semblait l'indiquer, en sorte qu'il était probable qu'il s'était formé une tumeur maligne à la parie supérieure du rein mobile. L'opération fut décidée.

Laparotomie le 9 décembre 1886, vésicule hydropique avec calculs longs de 11 cent. et 12 cent. de circonférence, calcul gros comme une noisette dans le conduit cystique. Du côté du conduit excréteur, par suite de processus confluent du rein se trouvaient des adhérences péritonéales, dures et continuelles, se dirigeant vers la région rénale, qui unissaient la vésicule hypertrophiée au rein mobile et gênaient la mobilité du rein déplacé. On isole et fait une double ligature au canal cystique, puis on extirpe la vésicule ; elle renfermait quarante-neuf calculs ayant jusqu'aux dimensions d'une cerise ; sa paroi avait par places une épaisseur de 4 mm.

Puis on fixa le rein mobile avec de forts fils passant à travers la capsule et l'extrémité rénale inférieure et de là traversant le péritoine, contournant la 12ᵐᵉ côte en arrière.

Guérison sans fièvre ni réaction ; depuis, plus de douleurs, et le rein n'a pas quitté son siège normal depuis l'opératior (4 mois).

4ᵉ Observation personnelle

Le 9 décembre, mon maître, M. Terrier, faisait sa quatrième cholécystectomie.

Il s'agissait d'un malade de 27 ans (Collin Eugène, ouvrier), atteint depuis cinq ans de coliques hépatiques peu fréquentes au début, se répétant depuis un an tous les quinze jours.

Le foie est gros et dépasse de deux doigts le rebord costal. L'on ne distingue pas nettement à la palpation la vésicule biliaire ; la pression réveille cependant une douleur très vive un peu au-dessous de l'extrémité antérieure de la dixième côte droite.

Etat général satisfaisant. Incision sur la ligne médiane. La vésicule distendue est ponctionnée ; on retire une centaine de grammes de bile d'apparence normale (sera analysée) ; on sent un gros calcul à travers la paroi de la vésicule.

On ouvre celle-ci et on enlève le calcul, qui a le volume d'une noix ordinaire.

On décolle la vésicule du foie, mais à un moment l'on a recours au bistouri, l'on ouvre deux petits vaisseaux et l'on est obligé de placer deux ligatures.

Le canal cystique est lié au fond de la plaie assez facilement. Il est reconnu libre après un examen minutieux; au début, l'exploration des régions profondes avait fait croire à un calcul dans son intérieur; mais cette sensation était donnée par un ganglion présentant les dimensions d'une noisette, adhérent au canal cystique. Ce ganglion est enlevé en très grande partie par la section faite en deçà de la ligature du canal cystique.

On isole la région opératoire en suturant l'épiploon au tissu hépatique sur les limites de l'emplacement de la vésicule.

Drainage. Durée de l'opération, une heure. Le malade a 37° dans la soirée, et 80 de pouls. Il ne ressent aucun malaise; nous avons le droit d'espérer une guérison complète (12 décembre 1890).

BIBLIOGRAPHIE

1) **D'Antona**. Communication au 52° congrès de la société italienne de chirurgie, 1887. *Riforma medica*, 1888.
2) **Bardenheuer**. *Mittheilungen an der Kölner Bürger hospital*. Vol. 4, 1887, p. 129, 157.
3) **John Bohn**. *De renunciatione vulnerum*. Lipsiæ, 1699.
4) **Campaignac**. Des plaies des voies biliaires, de la ligature du col de la vésicule, et de la ligature partielle de cet organe. *Journal hebdomadaire de médecine*. 1829, II, p. 204-219.
5) **Charcot**. Œuvres complètes. *Leçons sur les maladies du foie*. Paris, 1877.
6) **Courvoisier**. *Original Krankenheiten geschischte Diaconissen spital Richen*. Juin 1884. — Id., avril et juin 1890.
7) **Courvoisier**. Zur chirurgie der Gallenwege. *Correspondenzblatt für Schweizer Aerzte*. 1888, n° 3, p. 65-71.
8) **Credé**. *Jahresbericht der Geschellschaft für nartürliche und Heilkunde in Dresden*. 1887-1888, p. 22-26.
9) **Cruveilhier**. *Anatomie pathologique*.
10) **Maurice Denucé**. *Tumeurs et calculs de la vésicule biliaire*. Thèse d'agrégation de Paris, 1886.
11) **Depage**. *De l'intervention chirurgicale dans les maladies des voies biliaires*. Thèse inaugurale. Bruxelles, 1888.
12) **Depage**. *Journal de médecine de Bruxelles*. 1888, n°° 21, 22, 25.
13) **Dixon**. Observations de rupture de la vésicule biliaire, cholécystectomie, etc. *Annals of surgery*, 1887, p. 321.
14) **Elvert**. *De hepatitide cum naturali vesiculi fellei defectu*. Tubingen, 1780.
15) **Ettmüller**. *Opera omnia. Collegium pratiquum de morbis humanis corporis*. Francfort, 1688, ps. 2, chap. 1, p. 306.
16) **Frerichs**. *Traité des maladies du foie*.
17) **Von Haller**. *Elementa Physiologiæ*. T. VI, p. 520.
18) **Herlin**. Expériences sur l'ouverture de la vésicule du fiel, et de son extirpation chez le chien. *Journal de médecine, de chirurgie et de pharmacie*, 1767, t. XXVII. p. 463-470.
19) **Hirschberg**. Der Empyeme der Gallenblase und seiner chirurgische Behandlung. *Deutsche Zeitschrift für chirurgie*. Vol. XVI, p. 294-420.
20. **Hochenegg**. Ein Beitrag zur Leberchirurgie. *Wiener Klinische Wochenschrift*. 1890, n° 12, p. 224-225.
21) **Hyernaux**. Communication à l'Académie royale de Belgique, 1885. *Bulletin de l'Académie*, 1885, 11 janvier, 28 février, 28 mars, 30 mai.
22) **Kappeler**. Originalen Krankeitengeschischten. *Kantonspital Münsterlingen*. Janvier 1886. — Id., février 1890.

23) **Kestner**. Contribution à l'étude de la chirurgie des voies biliaires. *Gazette de Strasbourg*, 1887.

24) **Klingel**. Beiträge zür Chirurgie der Gallenwege. *Beiträge zür Klinische Chirurgie*. Tubinguo, 1889, vol. IV, 1 livre, p. 101-122.

25) **Kocher**. Beitrage für Chirurgie der Gallenwego. *Deutsche medizine Wochenschrift*. N°s 13, 14, 15, 1890.

26) **Kœberlé**. Communication à la Société médicale de Strasbourg. *Gazette médicale de Strasbourg*. 1er mai 1888. N° 5, p. 51-53.

27) **Köhl**. Cholécystectomie bei Hydrops der Gallenblase. Heilung. *Correspondenzblatt fur Schveizer Aertzte*. 1er avril 1884. (Article contenant aussi un cas de Courvoisier.)

28) **Körte**. Zür Chirurgie der Gallenwege. *Berliner Klinische Wochenschrift*. 1889. N°s 4 et 5, p. 96.

29) **Krönlein**. *Original Krankeiten geschischte Kantonspital Zürich*. Mai 1886.

30) **Kümmel**. Communication au Congrès de Hambourg. 1890. *Deutsche medizine Wochenschrift*. 1890. N° 12, p. 139.

31) **Langenbuch**. Ein Fall von Extirpation der Gallenblase, wegen chronischer Lithiasis. Heilung. *Berliner Klinische Wochenschrift*. 1882. N° 48, p. 725-727.

32) **Langenbuch**. *Verhandlung der Deutsche Gechellschaft fur Chirurgie*. Berlin, 1883. 7 avril, p. 98.

33) **Langenbuch**. Supplement-Band von *Eulenburg's Real.-Encyclopädie*. Art. Cholécystectomie, p. 163-168, 1883.

34) **Langenbuch**. Einiges über Operations au Gallensystem. *Berliner Klinische Wochenschrift*. 1884. N°s 51-52.

35) **Langenbuch**. Demonstration eines Falles von Extirpation eines steinbildenden Gallenblase. Demonstration einer Frau welcher nacheinander, mit Erfolg der rechte Niere und die Gallenblase extirpirt worden sind. Berliner medizine Geschellschaft. Séance du 1er novembre 1885. *Deutsche medizine Wochenschrift*. 1885. N° 48, p. 838.

36) **Langenbuch**. Neue Beiträge bel Chirurgie der Gallenwege. *Berliner klinische Wochenschrift*. N°s 41-42, p. 698 et 720, 1886.

37) **Loreta**. Cholecystotomia e Cholecystorrhaphia in vece della Cholecystectomia. *Mémoires de l'académie des sciences de Bologne*, 1880.

38) **Malpighi**. *Opera omnia*. De Hepate. Cap. 7, p. 264. Lugduni Batavorum, 1687.

39) **Michaux**. Communication au *Congrès français de Chirurgie* (1889).

40) **Michaux**. Traitement des fistules biliaires par la cholécystectomie, ou extirpation de la vésicule biliaire. *Bulletin de l'Académie de médecine*, 10 juin 1890, n° 23.

41) **Morgagni**. *De sedibus et causis morborum*. Naples, 1762.

42) **Morse**. Case of cholecystectomy. *Pacific medical and surgical Journal*. San Francisco, 1888, n° 31, p. 321-323.

43) **Oddi**. *Bulletin de la Société médicale de Bologne*, mars et avril 1888, p. 194-202.

44) **Justus Ohage**. The surgical treatment of Diseases of the Gallbladder. *Medical News*, 19 et 26 février 1887.

45) **O'Wyss**. Uber Gallenstein Zerstrümmerung. *Betz'memorabilien*, Heilbronn, 1872, p. 1-6.

46) **Ortlob**. *Historia partium et economiæ hominis*. Lipslæ, 1695, p. 133.

47) **Péan**. *Cliniques*, 1887, n°s 754 et 755.

48) **Pechlin**. *De purgantis medicamentis exercita nova*. Lugduni Batavorum, 1672, p. 502.
49) **J. L. Petit**. Sur les tumeurs formées par la vésicule biliaire. *Mémoires de l'Académie royale de chirurgie*, 1743. II, p. 255-309.
50) **Périer**. Chirurgie hépatique. Communication à l'Académie de médecine. *Bulletin de l'Académie*, n° 40, 10 octobre 1890.
51) **Prœger**. Cholécystectomie. *Montréal medical journal*, 1889-1890, XVII, p. 881-885.
52) **Ricard**. *Contribution à l'étude des concrétions calcaires et phosphatiques de la vésicule biliaire*. Thèse de Paris, 1885.
53) **Riedel**. *Petersburger Medizine Wochenschrift*, 1885, vol. II, n° 19, p. 158.
54) **Rex**. Zur Morphologie und Entwickelunggeschischte der Leber. *Gegenbaur's morphologisches Jahrbuch*. *Leipsig*, 1888, vol. II, p. 1077.
55) **Rodet**. Mémoire sur la chirurgie des voies biliaires. — *Bulletin médical du Nord*, 1890.
56) **Roth**. Beobachtungen über die Gallenstein krankheiten. *Correspondenzblatt fur Schweizer Aerzte*, 1881, n° 16, p. 513-525.
57) **Roth**. Zur Chirurgie der Gallenwege. *Archiv fur Klinische chirurgie von Langenbeck*, t. XXXII, p. 87, 1885.
58) **Roth**. Thèse inaugurale. Bâle, 1885.
59) **Seeger**. *De arte et progressu biliæ cysticæ*. Denotatio physiologiæ inauguralis. Lugd. Bat., 1729.
60) **Senn**. Surgery of the Gallbladder. *Medical News*, 29 mai 1886.
61) **Siebold et Stannius**. *Lehrbuch der vergleichenden Anatomie der Wirbelthiere*. Berlin, 1846. Vol. II, p. 431 (V. Manuels Roret).
62) **Socin**. *Original Krankheitengeschischte*. *Spital Basel*. Juin 1886.
63) **Socin**. *Jahresbericht der Chirurgischen Abtheilungen der Basler Spitals*, 1887, p. 59.
64) **Michel Stauff**. Ist der Extirpatio der Gallenblase nach Langenbuch in Wirklichkeit die ungefahrliche der Laparotomien? (Thèse de Cologne. 1855.)
65) **Lawson-Tait**. The Surgery of the liver. *Edimburgh medical journal*. Octobre 1880, p. 311.
66) **Lawson-Tait**. The Surgical treatment of gall-stones. *Lancet*. 29 août et 5 septembre 1885.
67) **F. Terrier**. Opération de cholécystectomie. *Bulletin de l'Académie de médecine*, n° 39 (30 septembre 1890).
68) **Thiem**. *Archiv fur Klinische Chirurgie*, 1889. Vol. XXXIX, p. 281.
69) **Thiriar**. De l'intervention chirurgicale dans certains cas de lithiase biliaire. (Extrait des *Mémoires du premier Congrès français de Chirurgie*, avril 1885.)
70) **Thiriar**. *Revue de Chirurgie*, 1886, p. 222.
71) **Tillmanns**. Ueber Extirpation und Incision der Gallenblase wegenGallensteine. *Centralblatt fur Chirurgie*, 1887, n° 24, p. 76.
72) **Tischendorf**. Extirpation der Steinkranken Gallenblase mit Gleichzeitiger Aunähung der Wanderniere. *Centralblatt für Chirurgie*, 1887, n° 24, p. 77.
73) **Verheyen**. *Supplementum Anatomiæ sive Anatomia corporis humanis*. Bruxelles, 1710. Livre II, tome I, chap. xvii, p. 80.
74) **Zagorski**. Przyczyneck do chirurgli dróg zółciowich (Etude sur la Chirurgie des voies biliaires) *Przeglad lekarski*. 1887, XXVI, 613-669 (Cas de Kozinski) V. *Wirchow Hirsch's Jahresbericht*, 1887.

TABLE DES MATIERES

CHAPITRE V

EXAMEN DES OBJECTIONS FAITES A LA CHOLÉCYSTECTOMIE

CHAPITRE VI

DE L'INTERVENTION CHIRURGICALE DANS LES MALADIES DES VOIES BILIAIRES

TYPOGRAPHIE

EDMOND MONNOYER

AU MANS (Sarthe)

A LA MÊME LIBRAIRIE

CLAROT, ancien interne des hôpitaux. — **Contribution à l'étude de la colotomie iliaque.** Prix.. 3 fr. 50

COUSIN, ancien interne des hôpitaux. — **De quelques symptômes communs au rhumatisme chronique et aux affections nerveuses.** Prix.. 3 fr.

DEGRESSAC, ancien interne des hôpitaux. — **Contribution à l'étude de la chirurgie du cerveau basée sur la connaissance des localisations.** Prix... 6 fr.

DELAGÉNIÈRE, ancien interne des hôpitaux. — **De la cholécystentérostomie. Abouchement de la vésicule biliaire dans l'intestin.** Prix... 5 fr.

DEROCHE, ancien interne des hôpitaux. — **Étude clinique et expérimentale sur les amyotrophies réflexes d'origine articulaire.** Prix... 2 fr.

GRANDHOMME, ancien interne des hôpitaux. — **Contribution à l'étude de la suppuration des cellules mastoïdiennes....**

HUDELO, ancien interne des hôpitaux. — **Contribution à l'étude des lésions du foie dans la syphilis héréditaire.** Prix.......... 5 fr.

JACQUINOT, ancien interne des hôpitaux. — **Contribution à l'étude et au traitement du rétrécissement vénérien du rectum.** 2 fr. 50

LEGRY, ancien interne des hôpitaux. — **Contribution à l'étude du foie dans la fièvre typhoïde** Prix.............................

LION, ancien interne des hôpitaux. — **Nature des endocardites infectieuses**, avec quatre planches en couleur. Prix.............. 5 fr.

LYON, ancien interne des hôpitaux. — **L'analyse du suc gastrique, sa technique, ses applications cliniques et thérapeutiques.** Prix... 5 fr.

LYOT, ancien interne des hôpitaux. — **Traitement des prolapsus du rectum.** Prix... 3 fr.

MICHAUT. — **Contribution à l'étude des manifestations de l'hystérie chez l'homme.** Prix......................... 3 fr. 50

NICOLLE, ancien interne des hôpitaux. — **Contribution à l'étude des affections du myocarde. Les grandes scléroses cardiaques.** Prix.. 5 fr.

PARMENTIER, ancien interne des hôpitaux, médaille d'or. — **Études cliniques et anatomopathologiques sur le foie cardiaque.** Prix... 7 fr.

REBOUL, ancien interne des hôpitaux. — **Contribution à l'étude du traitement de la tuberculose des os des articulations et des synoviales tendineuses. De l'emploi des antiseptiques et en particulier du naphtol camphré.** Prix..................... 7 fr.

RIEFFEL, ancien interne des hôpitaux, médaille d'or. — **De quelques points relatifs aux récidives et aux généralisations des cancers du sein chez la femme.** Prix........................ 4 fr.

THIÉRY, ancien interne des hôpitaux. — **De la tuberculose chirurgicale.** Prix... 15 fr.

TISSIER (Paul), ancien interne des hôpitaux. — **Essai sur la pathologie de la sécrétion biliaire. Étude chimique, expérimentale et clinique.** Prix..................................... 5 fr.

VAQUEZ, ancien interne des hôpitaux. — **De la thrombose cachectique**, avec tracés de température et deux planches en couleur. 5 fr.

VIGNALOU, ancien interne des hôpitaux. — **Étude sur la pleurésie à streptocoques.** Prix............................... 3 fr. 50

VIGNARD, ancien interne des hôpitaux. — **Prostatotomie et prostatectomie.** Prix.. 4 fr.

VIMONT, ancien interne des hôpitaux. — **Contribution à l'étude des oblitérations de la veine cave inférieure.** Prix........... 4 fr.

WILLEMIN, ancien interne des hôpitaux. — **De la curabilité des accidents péritonéo-hépatiques d'origine alcoolique.** Prix. 6 fr.

Le Mans. — Typ. Ed. Monnoyer, place des Jacobins, 12.